92
这样做更长寿

92岁活力长者的
自我健康管理

万承奎 编著

中国老年保健协会
新时代活力长者工作委员会
健康指导用书

人民卫生出版社
·北京·

图书在版编目（CIP）数据

这样做 更长寿 ：92 岁活力长者的自我健康管理 / 万承奎编著. -- 北京 ：人民卫生出版社，2024. 11
（2025. 7重印）. ISBN 978-7-117-37213-8

Ⅰ. R161. 7

中国国家版本馆 CIP 数据核字第 2024F2A630 号

人卫智网	www.ipmph.com	医学教育、学术、考试、健康，购书智慧智能综合服务平台
人卫官网	www.pmph.com	人卫官方资讯发布平台

这样做 更长寿——92 岁活力长者的自我健康管理
Zheyang Zuo　Geng Changshou——92 Sui Huoli Zhangzhe de
Ziwo Jiankang Guanli

编　　著：万承奎
出版发行：人民卫生出版社（中继线 010-59780011）
地　　址：北京市朝阳区潘家园南里 19 号
邮　　编：100021
E - mail：pmph @ pmph.com
购书热线：010-59787592　010-59787584　010-65264830
印　　刷：北京建宏印刷有限公司
经　　销：新华书店
开　　本：889×1194　1/32　　印张：5.5
字　　数：67 千字
版　　次：2024 年 11 月第 1 版
印　　次：2025 年 7 月第 2 次印刷
标准书号：ISBN 978-7-117-37213-8
定　　价：48.00 元
打击盗版举报电话：010-59787491　E-mail：WQ @ pmph.com
质量问题联系电话：010-59787234　E-mail：zhiliang @ pmph.com
数字融合服务电话：4001118166　E-mail：zengzhi @ pmph.com

序

　　万承奎教授新著的《这样做　更长寿——92岁活力长者的自我健康管理》一书即将付梓！这是写给中老年人的健康百岁书，是我们"活力长者"事业的一件喜事。作为万教授的学生和战友，我读后感到格外亲切，备受鼓舞！

　　我国已进入长寿时代，据统计，2021年我国人均预期寿命已达到78.2岁，比1949年中华人民共和国成立时的35岁提高了1倍多，比世界预期寿命72.6岁也高出了5岁多。但不可忽视的是，我国还没有进入健康长寿时代，据统计，人均健康寿命只有68.7岁，老年人带病生存期高达8年多。如何使我国早日步入健康长寿时代，提高老年人晚年生活品质，既要活得久，更要活得好，成为健康中国建设面临的一项重要任务。我国著名的健康教育专家、全国活力长者楷模、年过九旬的万承奎教授积极响应党和国家的号召，"祝愿全国人民不仅要富起来，而且要健康起来"，并带着这一目标和愿望，耄耋之年仍壮心不已，继续拼搏，为中老年人健康长寿不停探索，坚持以科学的自我健康管理为指导，以中老年人为主要研究对象，紧密结合他自己步入92岁高龄的养生体会，历经数年完成了《这样做 更长寿——92岁活力长者的自我健康管理》的编写任务，向全国的活力长者献上一份大礼。

本书共分为十章，论述了健康的新近概念、标准和影响中老年人健康的主要因素，重点围绕怎样树立科学健康的生活方式，深入探讨了中老年人实现健康长寿的主要途径，对中老年人如何开展适宜运动、如何科学用脑、如何合理饮食及如何管理好自己的情绪等，分别作出了具体、翔实的回答。需要指出的是，万承奎教授在详细介绍自己关于健康长寿的理论和实践的同时，还专门推荐了中国老年学和老年医学学会 20 余名专家学者对我国健康长寿问题的新近研究成果——"健康长寿实现的十大路径"，为全国中老年人的健康长寿提供了更广阔的视角和努力方向。

总之，《这样做　更长寿——92 岁活力长者的自我健康管理》是研究健康长寿课题的重要成果，为中国老年保健协会新时代活力长者工作委员会"活力长者促进行动"提供了切实可行的指导意见，对促进更多的中老年人成为活力长寿老人具有重要意义，值得所有的中老年朋友认真一读。

本书主要是写给中老年人的健康长寿书，对于广大青年朋友也不失为一部关于健康的科普读物，值得学习参考。

李深

原武警总部卫生部部长

中国老年保健协会原会长

中国老年保健协会新时代活力长者

工作委员会主任委员

2024 年 8 月于北京

前言

《这样做 更长寿——92岁活力长者的自我健康管理》一书终于即将出版了！

2005年，在中央文明办和卫生部统一组织下，我参与了"相约健康社区行巡讲精粹"系列书的编写，编著了《相约健康社区行巡讲精粹·健康自我管理》，该书再版3次，印刷36次，在读者中产生深远影响。考虑到《相约健康社区行巡讲精粹·健康自我管理》一书的理论与实用价值，在此书的基础上，可否专门编写一本有关中老年人健康长寿问题的书？当老朋友们一块儿商讨时，我同许多专家一致认为，这正符合我们这几年来关注的研究方向和内容，于是欣然执笔，并于今年定下书名《这样做 更长寿——92岁活力长者的自我健康管理》，列入人民卫生

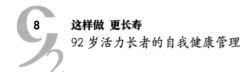

出版社出版计划。

本书的出版从一开始就得到中国老年保健协会的支持和帮助，协会新时代活力长者工作委员会李深主任委员十分重视本书的编写工作，为出版事宜做了不少协调工作，并决定把本书作为"活力长者促进行动"的具体内容，列为"新时代活力长者工作委员会健康指导用书"，这极大地鼓舞了我的编著热情，能为新时代活力长者工作委员会做点儿工作，为"活力长者"事业作出奉献，我感到莫大的荣幸！

在本书的编写过程中，我的好友刘秉义教授做了大量工作，他积极协助我收集资料，整理文稿，使本书的编写任务按预期完成。为此，谨向刘秉义同志表示衷心的感谢！同时，感谢京城制药（北京）集团有限公司对本书出版提供的支持！

万承奎

2024 年 6 月于西安

目录

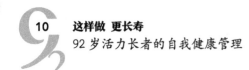

第九章
情绪乐观活百岁

第十章
让更多的人成为活力长者

第一章
我们已进入长寿时代

一 "人生七十古来稀"已成为历史

常言道，"人生七十古来稀"，这是一种旧的观念，认为孔子活了73岁，孟子活了84岁，谁还能活过圣人？于是把73和84两个年龄数当作人生的"两道坎"，实际上这种观念早已过时。

"人生七十古来稀"这句话出自什么年代，是谁讲的话？多年前，我在河南省做健康巡回报告时，到了杜甫的出生地——巩义，在那里发现，这句话是唐朝伟大诗人杜甫于公元758年写的《曲江二首》中的一句："酒债寻常行处有，人生七十古来稀。"

"人生七十古来稀"，基于历史文献的统计，根据《我国历代人平均寿命和预期寿命》一文指

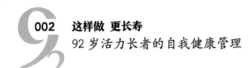

出，唐朝人的平均寿命为 27 岁，杜甫享年 58 岁，已经够长寿的了，那时候能活到 70 岁，当然"稀"了。我国现已进入长寿时代，根据国家统计局发布的数据，我国人均预期寿命已进入增长的快车道。从 1949 年的 35 岁增加到 2021 年的 78.2 岁，北京、上海户籍人口的人均预期寿命已经超过 80 岁，打破了"人生七十古来稀"的传统认识，逐步实现了全民从人口老龄化迈入人口高龄化的阶段。据专家预测，到 2053 年前后，我国 80 岁及以上高龄老年人口将超过 1 亿。这充分反映了中华人民共和国成立以后，特别是改革开放以来，我国经济社会发展、医疗卫生服务和社会福利水平迅速提高所取得的巨大成就。"人生七十古来稀"已成为历史！

二　人的寿命可以达到 100～175 岁

人的寿命最高能达到多少？据研究，国内外

有 4 种关于人的最高寿限的推算方法。

（1）性成熟期推算法：哺乳动物的自然寿命是性成熟期的 8～10 倍，人的性成熟期是 14～15 年，以此推算人的最高寿限应该是 112～150 岁。

（2）生长期推算法：哺乳动物的自然寿命相当于生长期的 5～7 倍，人的生长期为 20～25 年，以此推算人的最高寿限应该是 100～175 岁。

（3）细胞分裂次数和分裂周期推算法：人的最高寿限应该是细胞平均分裂次数（50 次）和平均每次分裂周期（2.4 年）相乘的结果，所以人的最高寿限应该是 120 岁。

（4）生物强弱学推算法：根据对人体器官和组织强度的测定，人只要不病死，就可以活到 100 岁以上。

以上 4 种方法中，无论采用哪种推算方法，均显示人的最高寿限在百岁以上。我国的《黄帝内经素问》记载："尽终其天年，度百岁乃去。"就是说人的正常寿命，应度过 100 岁，凡是没有

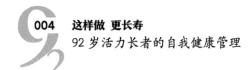

度过 100 岁者，古人认为是未尽其天年而夭折。

实际上，不只是理论上，从我国乃至全世界的实际情况看，百岁老人总体呈增多趋势，还越来越健康。

以我国七次全国人口普查的百岁老人数据为例：

1953 年第一次全国人口普查数据显示：百岁老人共有 3 384 人。

1964 年第二次全国人口普查数据显示：百岁老人共有 4 900 人。

1982 年第三次全国人口普查数据显示：百岁老人共有 3 851 人。

1990 年第四次全国人口普查数据显示：百岁老人共有 6 681 人。

2000 年第五次全国人口普查数据显示：百岁老人共有 17 877 人。

2010 年第六次全国人口普查数据显示：百岁老人共有 35 934 人。

2020 年第七次全国人口普查数据显示：百岁老人共有 118 866 人。

从上述数据可以看出，除了 1982 年第三次普查数据显示百岁老人数量比 1964 年第二次普查减少以外，其余几次人口普查数据均显示百岁老人数量比上一次人口普查时增加。其中 2020 年第七次普查时百岁老人增加最多，相当于 2010 年第六次普查时的 3.3 倍，并首次突破 10 万人。

百岁老人的增多，是长寿水平的重要象征，既是个体的追求，也是社会经济发展的成果，人口中百岁老人的数量和比例，对于判断一个国家、一个地区的长寿水平具有重要的参考价值。根据联合国世界人口相关报告提供的数据，2020 年中国首次超过美国和日本，成为老年人口最多的国家。中国跃居成为世界百岁老人最多的国家，这是一个非常大的飞跃。

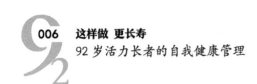

三 人生的第三个阶段：老年期—— 创新期

百岁人生主要有三个阶段：30岁以前是打基础阶段；30～60岁是作奉献阶段；60岁退休以后进入第三个阶段。退休不是走到人生的终点，而是人生第三个阶段的开始，这个阶段不是三五年、十来年，而是二十年、四十年甚至六十年的大好时光，每一位朋友都应该考虑如何去设计、去充实、去拥抱它，去迎接人生的第二个春天。

我常说，人生有两个春天，二三十岁是第一个春天，那是生理成熟的春天，是每个人都有的春天。六七十岁是人生的第二个春天，是心理成熟的春天，这个春天不一定是每个人都有的，要靠自己去争取、去创造。如何把人生的第二个春天变成创新的时期，这是摆在许多老年人面前的一个现实问题。

创新是一个人事业发展的强大动力，是实现

人生价值的重要标志。退休了不是单纯地养老，要重新设计新的目标，重新安排自己的生活，重新调整人际关系，结识新的朋友，创造一番新的事业。千万不要轻易认为自己已经老了，无所作为了。可以说，人越"想"老就越老，就会变得老态龙钟、老气横秋甚至倚老卖老。老年人不要消极，不要悲观，要振作起来，重新融入社会，学习新的知识，接受新的观念，跟上新的时代并有所作为。在这方面，有许多老年朋友都有不凡的经历，是我们学习的榜样。在此我也想谈谈个人的体会。

我和老伴儿孙慧心教授真正学习研究健康学说是退休、离休后的事。20世纪80年代中期，我们都是50多岁的人，老伴儿比我大几岁，是中华人民共和国成立前入伍的军人，我们面临着离退休，但壮志未酬，自觉还可以干许多事。我们反复商量，认为我们都学过医，对健康教育都有浓厚的兴趣，随着改革开放和社会经济的发展，人们会越来越重视身心健康，我们完全可以为健康教育事业作出自己的贡献，于是决心走健康教育之路。为了实现既定的奋斗目标，我们认真进行了理论准备，从头学起，夯实健康教育的理论基础。

　　我们去大学学习并参加了各种培训。我们参加了原第四军医大学的大专班、本科班、研究生班的学习，参加了教育部在陕西师范大学举办的西北教育管理中心干部培训班学习。当时我是原第四军医大学的研究员，已近退休，是班上年纪最大的一位学员，每天骑自行车来回，约有25公里，从西安市东郊到南郊的陕西师范大学听课，中午趴桌子上打个盹儿，晚上回来还要向老伴儿汇报学习心得。从秋到冬，整整5个月，风雨无阻，从未迟到早退过。培训班里有些同学很奇怪地问我："万老师，你级别这么高，年龄这么大，你这样辛苦图个啥？"我说："我级别不高，永远是人民子弟兵，年龄不大，还不到55

岁。""呀！55 岁还不大，该抱孙子了。"我说：
"你别忘记，'五十五，下山虎'，下山的老虎
呢！"我和老伴儿始终以"下山虎"的姿态，坚
持学习了 20 多年，先后上了 7 所大学的 18 个培
训班，共学习近 50 门课程，听专家讲课 300 次
以上，内容涉及西医学、中医学、心理学、管理
学、营养学等系统的健康生命有关学科。这些课
程的系统学习对于我们研究健康学说、创立健康
自我管理理论体系打下了重要理论基础。

我们坚持自学。自学是成才的必经之路，为
了学习有关健康的理论，我们自建了健康教育图
书室，投入 40 ~ 50 万元自购书籍，藏书近万册，
还订阅了 30 多种报刊，有空就学，多年来整理
各种资料累计 1 000 万字以上。我们每天都要读
3 小时的书，如果白天有其他活动安排，晚上也
要补上。外出讲课，更是读书的好机会，我们利
用候机、候车时间和休息时间，每次都可以读
1 ~ 2 本书，而且读后有摘记和心得体会。正是

这样如饥似渴、孜孜不倦地刻苦自学，不断给自己"充电"，才能适应健康教育研究和创新的需要。

我们向专家、教授学习。我们甘当"小学生"，经常向校内外的专家请教。如为了研究营养学，我们多次咨询营养学家赵林教授、李敏教授，掌握营养学的最新知识。为了学习、研究中医理论，我们拜中医专家杨少文教授为师，坚持听完杨教授举办的中医系列讲座。为了研究心理学，多次聆听著名心理学家苗丹民、欧阳伦、杨永明、王淑兰几位教授的课程，并同他们进行交流，请求指导。为了研究健康自我管理，多次赴京拜访从美国专程回国的著名健康管理学家黄建始教授，并成为好朋友。他主办的《健康管理》杂志，主动向我约稿，介绍我们的健康自我管理理论。为了提高健康教育的效果，我还向演讲大师曲啸、李燕杰学习，参加了全国著名期刊《演讲与口才》杂志总编辑邵守义举办的培训班，掌握演讲的技能和技巧，提高健康报告的演讲能力，后来还被评为"中国十大演讲明星"之一，被誉为"健康教育演讲家"。

我们还出国考察学习。为了吸取国际健康教育的最新成果和先进健康理念，我们离退休后，先后出国21次，多次参加国际健康学术会议，到各国进行访问考察学习，走访40多个国家，其间我还担任过一次世界老年学大会主席。1997年，我去澳大利亚参加世界老年学大会，对于"健康"的新概念和重要性有了新的认识。当时，澳大利亚的有关学者指出，目前财富观第一位是健康，第二位是知识，第三位是家庭幸福，第四位是金钱；几年前，他们的财富观排在第一位的还是金钱。联想到我国人民对健康还不够重视的现实情况，我更加感受到健康教育的重要性，进一步增强了研究健康教育学的信心和决心。我们还对法国、澳大利亚等10个肥胖率高的国家进行了专门调查。出国考察学习，开阔了我们的视野，拓宽了我们的知识面，为我们建立健康自我管理理论体系提供了重要依据，我们争取站在世界高度讲健康。

在认真进行理论准备的同时，我们还进行了大量调研活动。为了掌握各类人群的健康状况，我们走到哪里就调查到哪里。先后在全国各地和军队系统召开各类调查会 500 余次，做了 3 000 余份问卷调查，接受了 5 000 余人的健康咨询，做了 1 000 余人的案例分析，掌握了大量的第一手数据和典型事例，认真总结健康自我管理的规律。调研活动不仅为健康报告充实了有理有据、生动鲜活的典型材料，也为健康自我管理理论体系提供了例证分析。

我们在学习研究健康理论的过程中，勤奋刻苦，潜心钻研，先后发表论文 100 多篇，出版了《老年人身心健康的五把钥匙》《自我保健享百年》《健康从今天开始：全国首席健康教育专家万承奎的养生智慧》等专著。进入 21 世纪，我们终于完成了健康自我管理的系统研究，向世人献上了一份健康大礼。2003年2月12日，由中央文明办、卫生部共同举办的"相约健康社区行"活动中，邀请我做了"把健康生命掌握在自己手中"的报告，在全国首次亮相。同年9月，由中央文明办、卫生部主办的"相约健康社区巡讲精粹"活动，正式推出我的专著——《相约健康社区巡讲精粹·健康自我管理》，本书获得2005年国家科技进步奖二等奖和世界和平基金会"自然医学功勋奖"。近40年来，我们从未停步，一直在为宣传研究健康自我管理学、完善发展健康自我管理学而继续奋斗。如今我已年过九十，达92岁高龄，老伴儿年近95岁，可以说都是高龄老人了，但仍壮心不已，誓为健康教育事业奋斗终身。生命不息，奋斗不止！

离退休后近40年从事健康教育的实践使我们体会到，过好人生的第三个阶段：老年期——创新期，必须有个目标。目标确定了，就要坚定不移，无论遇到什么困难和挫折，都要一直走下去，有志者事竟成。科学发展的道路是崎岖不平而漫长的。为了响应习近平总书记关于加快推进健康中国建设的号召，实现我们曾经的祝愿——全国人民不仅要富起来，而且要健康起来，我们决心在有生之年，继续钻研，永不停步，为全民健康事业发展作出新的贡献！

第二章
健康长寿首先要改变观念

一 破除健康旧观念，树立健康新观念

学习和建立新的观念并不难，难的是改掉旧的观念。健康的转变，从根本上是观念的转变。

一说到"健康"，很多人会说：健康我懂，你看我又红又胖又健康，你看我能吃能喝很健康，你看我身体没病很健康。有些人很瘦，也洋洋自得地说：别看我瘦，我很健康，俗话说"有钱难买老来瘦"。有很多这样的说法，听起来有道理，实际上仔细一分析，并不科学。

"又红又胖"是健康吗？现在人们生活好了，有的人吃得好、运动少就胖了，过去人们认为胖是一种富态，是健康，但是现在认为"胖就是健康"是片面的、不准确的。到了 21 世纪，

肥胖成了世界的主要疾病，甚至说"一胖生百病"。多项研究证据表明，肥胖与很多疾病有关，肥胖者易合并高血压、高脂血症、高血糖、冠心病、胆石症和胆囊炎。肥胖与癌症有密切联系，现已发现，肥胖者与正常体重者相比乳腺癌、宫颈癌、前列腺癌、结直肠癌的发病率要高得多。所以说胖并不健康。

什么是肥胖？肥胖是指机体摄入的热量多于消耗量，使体内脂肪堆积过多或者分布异常，通常表现为体重增加，可能导致人的健康受到损害。目前对于肥胖有以下两种常见的定义方式。

第一种，体重指数（BMI），即体重除以身高的平方，BMI $18.5 \sim 23.9 kg/m^2$ 为正常，超过 $24 kg/m^2$ 为超重，超过 $28 kg/m^2$ 为肥胖。

第二种，以腰围作为判断标准，女性腰围超过 85 厘米，男性腰围超过 90 厘米即为肥胖，这种肥胖称为腹型肥胖。

《中国居民营养与慢性病状况报告（2020

年）》显示，超重和肥胖已成为中国人突出的营养问题之一，我国成年人（≥ 18 岁）中超重和肥胖比率分别为 34.3% 和 16.4%，我国成年居民超重肥胖率已超过 50%，科学管理体重刻不容缓。所以，肥胖健康吗？不健康，它甚至是百病之根。2004 年 7 月 17 日，我在人民大会堂万人会场做健康报告时便指出，生活富裕以后，我们很多人成了肥胖者，一胖生百病，社会负担大。中国人民不仅要富裕起来，而且一定要更加健康起来。

那么，瘦就是健康吗？我曾在天津某大学遇到一位教授，正像有些人所说，这位教授瘦得像"搓板"，光有骨头没有肉，他自我感觉很好，觉得很健康，实际上他患有神经衰弱、胃溃疡等疾病。这种瘦人能说健康吗？当然不能。人们常说"有钱难买老来瘦"，老年人不能太胖，太胖往往为高血压、高脂血症、高血糖、冠心病等埋下极大隐患，不能健康长寿，这是有道理的。但这个

"瘦"应保持在正常体重范围内。2021年，知名医学期刊《流行病学年鉴》刊登了俄亥俄州立大学的一项研究。这项研究从1948年开始，有4 000多人参加，时间长达73年，研究过程中排除了这些人的生活习惯、性别、病史多方面因素的干扰。但是结果显示，年龄越小，越能维持正常体重；年龄越大，体型微胖的人，死亡的概率却更低。早年，欧洲科学家也曾做过这样的调查，当时跟踪研究了10万名老年人，研究结果是，人的寿命与健康和体重呈现"U"形的相关性，进入老年后如果体重较轻，死亡率会增加10%；对于体重超标的人来说，同样也会增加8%；反而是体重指数稳定在25kg/m^{2}左右的"微胖"的老年人，他们生存的时间更长。以上两种试验的结论都有一个共同的指向：体重和死亡有关系，而且体重指数稳定在25kg/m^{2}是一种比较合适的生理状态。综合来看，"有钱难买老来瘦"可能是一种错误的观念。

有人认为，能吃能喝就是健康。那么，一天 1 斤（500 克）酒，一餐 1 碗肉，健康吗？对于现代人而言，是很危险的！有人说，"饭后一支烟，赛过活神仙""喝下的是人生，喝出的是感情"。都把人喝生病了甚至喝死亡了，这叫什么感情？这些都是违反科学的谬论。所以，应当记住三句话："能吃能喝不健康，会吃会喝才健康，胡吃胡喝就遭殃。"

"身体好，没有病就是健康"，这也是老观念，已经过时了。比如，有的人工作很能干，人也长得标致，可是脾气大得很，不能吃一点儿亏，不能受一点儿委屈，情绪不稳定，甚至张嘴就骂人，谁都怕，躲着走，爱人在他面前只能规规矩矩，不能乱说乱动，稍有不对就要检讨，承认错误，痛苦极了。这样的人，能说是健康吗？答案是不健康的。为什么？因为这属于心理不健康，个性不健康。有的人虽然身体健康，但一开口就伤人，办什么事都不能吃亏，过于精明，总想算计人，不说真话，尽说假话，和谁都不相容，人际关系紧张；还有的人摆架子，有钱或者有权就是爷，对人没感情。这些都是心理不健康的表现。所以，讲健康还必须讲心理健康，"身体好，没有病就是健康"，这一说法是片面的。

总之，我们要认真清理健康方面旧的认识、旧的观念、旧的陋习，建立新的理念，养成良好的生活习惯，维持良好的心理状态，为一生的健康（包括老年时期的健康）打下坚实的基础。

二 健康的新观念和新标准

什么是健康？随着社会的发展和医学模式的转变，健康的观念在深化、在扩展，人们不断总结出健康新观念。

我国老一辈医学家傅连暲曾提出，健康的标准有四条：第一条是身体健康，第二条是体质坚强，第三条是精力充沛，第四条是情绪乐观。这是很科学的。

美国相关学者对于健康讲了五条标准。第一条是生活方式健康；第二条是社会健康，指人在社会上能与其他人和谐相处，不伤害别人；第三条是情绪健康；第四条是精神道德健康；第五条是满足本身的生活需要。

世界卫生组织对健康提出了十条标准，简单总结：第一，精力充沛；第二，处事乐观；第三，睡眠良好；第四，保持标准体重；第五，适应能力强；第六，能抵抗一般性疾病；第七，眼睛明亮；第八，牙齿健康；第九，头发有光泽；第十，肌肉丰满、皮肤弹性好。

早在1948年世界卫生组织成立时，在其《宪章》中明确提出了著名的健康定义：健康不仅是没有疾病和衰弱，而是保持身体、心理和社会适应的完好状态。概括地指明了健康是生理、心理、社会适应三个方面的良好状态。这是世界卫生组织的一大贡献，多半个世纪过去了，它还具有巨大的生命力，继续发挥重要的理论指导作用。

之后又加了极为重要的一条——"道德健康"。

道德是什么？道德可简单解释为做人的道理和应有的品德，是调整人与人之间、个人和社会之间行为规范的总和。道德良好是有益于人体健康的重要因素，而人的道德品质低劣则损害健康。分析世界各地的百岁以上老人，他们居住地点不同、气候不同、饮食习惯也各不相同，但共同的一点就是能善待他人、善待自己，人际关系好，概括起来就是"道德健康"。孔子也认为"仁者寿""大德必得其寿"。

所以，新的健康定义应包含四条：身体健康、心理健康、社会健康和道德健康，综合起来叫身心健康。我们不仅要做到身体健康，更要做到心理健康、道德健康。身体健康是健康的基础，心理健康是健康的核心，道德健康是健康的最高标准。

健康的具体标准是什么？关于身体健康和心理健康国内外有很多标准，针对不同的年龄有不同的标准，不同的专家有不同的论述，下面重点对世界卫生组织提出的标准和我国国家卫生健康委员会发布的《中国健康老年人标准》进行介绍。

世界卫生组织在总结以往实践经验的基础上，于1999年提出了"五快""三良好"的健康新标准。

"五快"：吃得快、便得快、睡得快、说得快、走得快。

"三良好"：良好的社会适应能力、良好的人际关系、良好的个性。

2022年，国家卫生健康委员会发布《中国健康老年人标准》（以下简称"《标准》"），该标准规定了60周岁及以上中国健康老年人标准和评估标准。中国健康老年人应满足的9大标准，具体包括：①生活自理或基本自理；②重要脏器的增龄性改变未导致明显的功能异常；③影响健康的危险因素控制在与其年龄相适应的范围内；④营养状况良好；⑤认知功能基本正常；⑥乐观积极，自我满意；⑦具有一定的健康素养，保持良好的生活方式；⑧积极参与家庭和社会活动；⑨社会适应能力良好。

《标准》从国家层面建立，完善了老年人健康标准，出台了评估实施要求，是发展老年医疗卫生服务的重要举措，对推动我国健康老龄化具有重要意义。中老年朋友应认真学习，努力实践，争当中国健康老年人。

三　不同人群对待健康的常见态度

我们通过广泛调查、分析，发现不同人群对待健康有不同态度。

老年人重视健康。多数老年人希望"身心健康，健康长寿"。现在，很多老年人已深深懂得生命在于运动的道理，平时注重体育锻炼。根据国家体育总局关于 2020 年全民健身状况调查数据显示，60 岁及以上老年人每周至少参加 1 次体育锻炼且达到中等强度的比例是 48.0%，每周经常参加体育锻炼的人数比例为 26.1%。西安市目前 60 岁以上老年人口达 130 万左右，参与体育锻炼的人数占全市的 56%。为认真落实《全民健身条例》，西安市出台最新实施意见，要求到 2025 年参加体育锻炼的老年人占全市老年人口比例超 60%。如今，在我国的东南西北、四面八方，可以看到形式多样、生动活泼的晨练、晚练场面，这已成为中国的一景，在国外是很少见得到的。在全民健身运动中老年人约占 70%，是主力军，起到了积极带头作用，极大地推动了家庭、单位和社会的群众性体育活动。

中年人顾不上自己的健康。45 ~ 59 岁的中年时期是人生承上启下的阶段。一方面，很多人年轻时因工作原因忽视体育锻炼，生活处于不规律状态，人到中年后，随着身体各项功能逐年衰退，逐步出现高血压、高脂血症等疾病。另一方面，从45岁起，人的心肺功能、血液循环系统也开始走下坡路，患冠心病的概率增高，心源性猝死的发生率也在逐步升高。适当的运动能够提升心肺功能、预防心血管疾病，这在医学界也是公认的事实。因此，45岁以后是运动预防疾病的关键时期。而我国中年人参加体育锻炼的现状不尽如人意，存在着对体育锻炼认识不足的问题。据调查，参加体育锻炼者70%以上是老年人，约30%为中年人。尤其是事业心特别强的中年人，对自己的健康状况甚至到了漠不关心的程度，往往过分依赖于医师、药物和保健食品。可以说现在的很多中年人处于不健康的状态，对威胁自己健康的疾病和不良因素毫无警觉，"小车不倒只管推"。还有不少人对我讲："人生能有几回搏？"但拼搏不是拼命，人不是钢筋铁骨，就算是钢筋，也会断裂，会休息才会工作，不仅要"敢于拼搏"，还要善于拼搏。要在"善"字上下功夫。

青年人不重视自己的健康。什么人不重视健康，甚至损害、糟蹋自己的健康？答案是青年人。我到哪里做报告，一说是健康报告，老年人尤其积极、重视，提前到达会场，坐到前排，认真记笔记。而青年人则认为：那是老年人的事，和我们关系不大。据调查，年轻人最不重视健康，且又是不够健康的人群。年轻人是早晨八九点钟的太阳，应该是朝气蓬勃，爱学习，很有生命力。青年时期树立正确的健康观念，养成良好的卫生习惯，将为一生的健康打下坚实基础。但是，现在很多年轻人缺乏健康意识，早上不起，晚上不睡，早上不吃，晚上大吃，生活杂乱无章，情绪喜怒无常。年纪轻轻的，有的瘦得像"豆芽菜"，有的成了"小胖墩"。不少年轻人的生活方式和行为个性都很不健康，所以现在出现一种"青年不青，中年不中，老年不老"的反常现象。我们好多老年人变年轻了、漂亮了、健康了，而年轻人却提前衰老了。衷心希望我们的青年人成为最健康的人群。

我和爱人进一步分析发现，根据对待健康的情况，人群可分为三类。

第一种类型的人：健康意识很强，懂得健康知识，会健康地生活，有自我保护能力。这些人不仅可以干一番事业，而且可以尽享天年，甚至大器晚成。我的老师郑集教授，是生化界权威，营养学专家、抗衰老专家，1900 年出生，2010年病逝，是世界级长寿教授。20 世纪 50 年代他曾在西安的第四军医大学任教，之后调到南京大学工作，我和爱人多次专门去看望他。他平时忙得很，一般人不接待，听说学生来了，先后三次接见了我们。第一次谈了 2 个多小时，那时他已99 岁高龄，头脑清醒，思维敏捷，记忆力很好。他在 85 岁前每天工作 11 小时，85 岁后每天工作

7 小时，每天早晨 6 点起床，8 点上班，晚上 9 点睡觉，生活很有规律，一直在为科研事业奔忙。第二次是在他 102 岁时，我们到南京去看望他，他正在家休息，因为前些天从二楼下楼梯时不小心摔下来，骨骼没问题，只是头部有个血肿，很快好了，这是一般老年人不可能做到的。第三次是在他 107 岁时，我们又去看望他，我问："老师，您现在做什么？"他说："我还在作斗争。"他告诉我们养生的艺术，他曾对 109 位 70 岁以上健康老人长寿因素进行调查，并结合自己的经验，总结出健康长寿十诀：①开朗、乐观、积极和情绪稳定；②生活有规律；③保持适当的体力劳动和体育锻炼；④保持合理营养和充足安静的休息与睡眠；⑤注意饮食卫生，忌暴饮暴食；⑥严戒烟、少饮酒；⑦节制性欲，杜绝不良嗜好和有碍健康的习惯；⑧不忽视小病，不信偏方；⑨注意环境卫生，多接触温和阳光和新鲜空气；⑩注意劳动保护，防止意外伤害。

郑老的一生都奉献给了国家的教育科研事业，他在 108 岁时，不仅登台讲课，还出版了一本名为《鉴证长寿：百岁教授的养生经》的书。他为什么能尽享天年，为什么能够大器晚成？在我们看来，是因为他的健康意识很强，认识到健康对人的生命和事业的重要性，自觉维护自己的健康。据了解，他原来吸烟、喝酒，50 岁时戒烟、戒酒。他原来也会脾气暴躁，50 岁以后加强个性修养，完善自己，调整人际关系，对人随和，平易近人。这就是我们所说的第一种类型的人，是少数。

第二种类型的人：认为"生死由命，富贵在天"，是"宿命论"者。很多人有这种观念，包括一些很有学历文化的人。有一次，我去北京，在火车上遇到一位高级工程师，是一位学科带头人，很有学识，我很尊敬他。他看上去有些苍老，精力不行，像是 70 多岁的样子，结果一问才 56 岁。为什么？吸烟很厉害。软卧车厢不允许吸烟，可他一支接一支。我关心地对他说：
"少吸烟，任重道远啊。"他则不以为然地说：
"活长活短，是阎王爷定，叫你走就走，叫你留
就留，我才不管它呢，该怎么吸就怎么吸，该怎
么吃就怎么吃，该怎么喝就怎么喝，顺其自然
吧。"其实这种人真的大有人在。

　　第三种类型的人：稀里糊涂活，稀里糊涂
死。大都表现为胡吃、海喝、滥抽。有一位年轻
的油料领导，手中有些权利，他的好朋友经常给
他送点儿好烟、好酒，过起了神仙生活，一天3
包烟、3顿酒，美得很，可惜37岁因肝癌死亡，
不良的生活习惯和癌症的发生发展有着密切的关
系。有一位38岁的年轻老板酗酒导致猝死，家
属同意医院解剖查找死因，却因为体重99千克、
脂肪层太厚而难以看心脏内部结构，最终结果是
急性心肌梗死引发的猝死，就是因为烟酒过度，
营养过剩，从不锻炼，体型过胖。有一项多年的
流行病学调查研究揭示了酒精性肝病的发病规

律：连续 5 年以上每天摄入酒精超过 40 克会有
不同程度的酒精性肝病，病情进一步发展导致肝
硬化、肝癌。国外也有研究表明，每天饮酒 180
克，连续 20 年，便会引起酒精性肝硬化。

第三章
中老年人身心健康的标准

一 现代心理学关于心理健康的 8 条标准

第一条，感觉、知觉尚好。心理健康的中老年人，首先感觉、知觉要好，这是认识一切事物的基础。感觉是指人脑对作用于人的感官的客观事物的个别属性的反应。知觉是指人脑对作用于人的感官的客观事物的整体属性的反应。人的感觉一经发生便转化为知觉。因此，常统称为感知觉。例如，一看到柑橘，或尝到柑橘的酸甜，或闻到柑橘的清香味，便知道它是柑橘，有时并没有看，只要用手一摸，便知道是柑橘，就是这个道理。感觉是最简单的心理过程，是人类认识世界的基础，是一切知识的源泉。知觉是以感觉为基础，是高一级的心理活动。

人的感知觉从中年开始逐渐衰退，尤其是听觉和视觉。老年人的味觉、触觉和痛觉都会有所下降，同时老年人的运动觉、平衡觉也相应下降，所以走路时往往不稳。老年人的感知觉终会衰退，但它是从中年开始逐渐而缓慢发生的，如果能从这时注意合理营养，积极锻炼身体，经常使用和锻炼感觉器官，就能推迟感觉器官的衰老。我国古人在对感觉器官的保护和训练方面积累了相当丰富的经验，如"养生十六宜"中就指出：发宜多梳，面宜多擦，目宜常运，耳宜常弹，齿宜数叩，舌宜舔腭，津宜数咽（常咽唾液），浊宜常呵（即经常呼吸新鲜空气），背宜常暖，胸宜常护，腹宜常摩，谷道宜常撮（提肛），肢节宜常摇，足心宜常擦，皮肤宜常干，大小便宜闭口勿言。这对保护和训练感觉器官都是十分宝贵的。感觉能力提高了，知觉才能保持敏锐。

第二条，记忆良好。心理健康的中老年人，记忆应是良好的，记忆是智力的重要标志。记忆是过去经历过的事物（即经验）在头脑中的反映，也是认识过程的一种形式。记忆是中老年人最关心的问题，多数中老年人感到十分苦恼的是记忆力衰退，往往是随记随忘，有时话到嘴边忘了词。中老年人记忆总的趋势是随着年龄的增长而下降，但下降的速度并不快。心理学家经过调查，提出了这样的假设：假如18～35岁的人记忆能力是100%的话，那么35～60岁则为90%，61～85岁则为85%。所以，即使是70岁以上老人的记忆力，也足以应付日常生活和从事工作的需要。当然，各个人的记忆衰退程度和速度并不相同，有很大的个体差异，如古代著名思想家顾炎武，据说年老时还可以背诵14万多字的《十三经》，而有的人刚过花甲，便丢三落四，健忘得厉害。增强记忆力的方法很多，比如保证充足睡眠、均衡饮食、坚持运动等。

第三条，想象力比较丰富。心理健康的中老年人，应当保持比较丰富的想象力。什么是想象？是人脑对原有的形象加工改造形成新形象的过程。

创造想象具有创造性、独立性和新颖性的特点。老年人到了成熟期，对未来充满着十分美好的想象，善于用想象来鼓舞自己并脚踏实地、坚持不懈地为之奋斗。美国健身专家罗依·瓦尔福特教授是位杰出的生物学家，年至古稀才退休，退休后他提出了一个宏伟的长寿健身法，计划活到 130 岁，为了达到这个目标，他制定了延缓衰老的 5 条基本原则。

第一，限制饮食，食用高质量、低热量的食品。他每天摄入 1 500～1 800 千卡热量的食物，其中脂肪占比不到 15%，蛋白质不到 25%，不食用动物油，不吃油炸、油性大的食物和肉类、禽类，并大大减少了饮酒。他这样做的目标是在 6 年内将体重由 69 千克降到 60 千克，达到理想体重，如发现体重稍有增加，就减少摄入量。

第二，定时服用维生素和抗氧化物。如维生素A、维生素E、维生素C和微量元素锌、硒等。

第三，适当低温。按照当时的假设学说：人体的体温能按照人的意愿下降1℃，就可以延长寿命10～15年；假如降低1.7℃，可延长寿命30年。

第四，避免精神压抑状态。人不可缺少生活乐趣和自己追求的目标，老年人没有目标就没有动力，生活变得没有意义。

第五，运动。每周做3次健身运动，如跑步，如果时间允许，还到安全的海域里游泳。运动可以减少血液中的总胆固醇、甘油三酯、低密度脂蛋白胆固醇，增加高密度脂蛋白胆固醇，降低动脉粥样硬化的风险。

瓦尔福特教授说："这个健身法我已实践多年，我的体力和智力都好过以前，我神志清醒，思维异常敏锐，已减轻约5千克体重，自我感觉良好。"

瓦尔福特教授的长寿健康生活，值得老年朋友学习、参考。

第四条，情感反应适度。心理健康的中老年人一定要做到情感反应恰如其分。健全的情绪是心理健康的重要标志，不良情绪则是造成心身疾病的重要原因。

什么是情感？人在接触外界客观事物过程中，总会遇到成败、得失、荣辱等不同的情景，并产生喜欢、悲伤、愤慨等心理现象，这就是情绪或情感。

现阶段我国的社会经济发展良好，人到老年，绝大多数人的生活是满意或比较满意的，情绪是愉快和比较愉快的，幸福感也是较高的。但是由于生理功能的衰退，社会交往、角色地位的改变，老年人容易产生消极的情绪与情感，如失落感、孤独感、自卑感、疑虑感、老朽感和各种不满情绪。这些不良情绪与情感，如不及时纠正，势必影响和损害老年人的身心健康。心理健康的老年人，一定要做自己情绪的主人，不轻易冲动，不常忧郁，不事事紧张，不斤斤计较，不麻木不仁，既要经得起欢乐，也要经得起悲痛，积极的情绪要多于消极的情绪，并善于将消极的情绪转化为积极的情绪。

第五条，学习能力始终不衰。心理健康的中老年人，应坚持不断地学习一种或几种新的知识和技能。很多中老年人有一种误解，总认为自己老了，不用学了，想学也学不进去了。有心理学家认为，人的学习能力并不会因为年龄增长而成比例下降。研究表明，人的学习能力，30岁以前是上升的，30～50岁是平稳的，50岁以后开始下降，但到60岁时还有青年时期学习能力的90%，到70岁时还有青年时期学习能力的70%～80%。不少领袖人物、企业家和其他有志之士，虽因年龄关系而体力衰退，但仍保持着良好的学习能力。例如，徐特立在中华人民共和国成立时已经72岁，还制订了长达20年的学习计划，到90

岁时还在学习新的知识，不断获得新的信息。徐老自幼家贫，只上过几年私塾，但他一直刻苦学习，在哲学、政治、经济、历史、地理等学科方面都有较深的造诣，最终成为伟大的革命家。越到晚年，他学习劲头越大。徐老一生勤奋学习的精神，值得我们老年朋友学习。

第六条，人际关系和谐。中老年人一定要有和谐的人际关系，人际关系的好坏是心理健康与否的重要标志。

人际关系是指人与人之间的心理关系和心理距离。人对社会的适应，最重要的就是人际关系的适应，要善于和各类人相处，能与大多数人的心理活动保持一致。假如老年人看不到自己处境的变化，仍站在离退休前的社会角色、地位上去待人处世，往往会遭到挫折，带来不必要的烦恼。一旦出现人际关系的失调，不但影响老年人的心理健康，而且容易罹患心理疾病，甚至带来不幸。那么，如何处理好人际关系？

第一，要正确认识自己，正确评价自我，平等待人，平等地与人交往。

第二，客观评价他人。对人要看本质、看主流、看长处，抱着宽容的态度与人交往。

第三，要有真诚的赞美和善意的批评。美国幽默大师马克·吐温说："一句赞美的话，等于我十天口粮。"任何人都需要赞美，但赞美要实事求是。批评要诚恳、善意，令人心服口服。

第四，不断完善自己。做一个受欢迎的人，做一个尊重人、关心人，诚恳、谦虚、正直、热情、无私而有人缘的人。

第五，学习人际交往的技艺，切实处理好各种人际关系。

第七条，要有自知之明。"人贵有自知之明"，心理健康的人一定要有自知之明，这是衡量心理健康与否的首要条件。如何做到有自知之明呢？

第一，要正确、客观、透彻地认识自己。古

希腊把"能认识自己"看作人的最高智慧、最顶级聪明，不仅要看到自己的优点、长处，也要看到自己的缺点和不足。

第二，要愉快地接纳自己。人对自己的一切，不但要正确认识，而且要坦然地承认，欣然地接受，不要欺骗、拒绝自己，更不要憎恨自己。

第三，要自觉地控制自己。学会不生气，学会用智慧、用理智来控制自己的情绪，这是心理成熟的最高标志。

第八条，有健全的个性。一个心理健康的人，有善良、乐观、正直、无私和谦和的个性。个性是带有一定倾向性的人的心理特征的总和，它反映一个人的精神面貌或心理面貌。个性主要包括心理能力、气质、性格三个方面。心理能力是指观察力、记忆力、思维能力，尤其是创造性思维，这些都是可以自我培养的，凡能人、伟人，其心理能力都是很强的。气质是指心理活动

的强度、速度和灵活性。性格是一种稳定的态度
和习惯化的行为方式。从发展心理学的角度讲，
5岁个性形成80%，7岁是人生的奠基期，18岁
性格基本形成，一旦形成就相对稳定，一般不容
易改变，但是随着学习、教育及社会等因素的影
响，又在不断地完善、不断地变化、不断地
成熟。

可以说，个性是人的整个心理活动中的核心
和支柱。那么，什么是健全的个性呢？简单地
说，健全的个性就是个性结构中各方面得到平衡
协调发展，主要有四个特征：一是能较好地适应
不断变化的社会生活环境；二是能广泛地与人交
往；三是能保持身心的健康发展，保持心理平
衡；四是能在学业和事业上不断取得进步，有所
成就，为社会作出一定的贡献。所以，学习到
老，改造到老，保持健全良好的个性，是中老年
人心理健康的重要保障。

二　中医学关于中老年人身体健康的8条标准

中医学博大精深，对中老年人健康有许多论述，可归纳为健康八条标准。

第一条，眼有神。 中医认为，眼睛是人体精气汇集的地方，眼有神，是精气旺盛，心、肝、肾功能良好的证明。所以，身体健康的中老年人，眼睛应该是明亮的。而有的老年人，由于中医五脏的肝、肾衰弱，出现耳聋眼花的现象，甚至过早出现老年性白内障和青光眼。石家庄曾有位91岁的老人，叫孙法彬，他白发银须，腰不弯，背不驼，精神矍铄，每天不戴眼镜写日记，不用助听器听广播，80多岁时，仍获得石家庄武术比赛一百零八式太极拳第二名。孙老之所以耳聪目明，是因为他有一套防治耳聋眼花的按摩术。他每天清晨5时醒来，先在床上仰面躺着，两手合拢，双掌摩擦七七四十九遍，待手心发热后便捂着眼睛上下揉四十九下，直到手凉为止。然后坐起来用两手的示指（俗称"食指"）按耳屏四十九下，再用掌心捂住耳朵，中指按在脑后部，用示指压住中指，再将示指滑下弹振后脑，自己听到"嘭嘭"的声音，连续弹四十九下。如果有时间，可每天早、晚各做一次，四十九天为一个疗程。这样多次反复，长期坚持，能够保护视力、听力功能或缓解眼疲劳、耳鸣、听力减退等症状。

第二条，**声息和**。中医认为，声息和是正气内存的表现，正气充足，邪不可干，人体就不容易得病，所以身体健康的中老年人，声音洪亮，呼吸均匀通畅。有些中老年人正气不足，声音不亮，其中不少人是因为吸烟得了老年性慢性支气管炎、支气管扩张、肺气肿等病症，痰多、呼吸不畅。中医学认为，"脾为生痰之源，肺为贮痰之器"，痰随气机升降流向全身，可致疾病。所以，吸烟的中老年人，要坚决戒烟，同时加强肺活量的锻炼。一般中老年人呼吸较浅，只用肺容量的 1/6，而肺里还有 5/6 的气体没有交换出来，这些气体是不流动的污浊之气，对身体不利。绝大多数人每分钟要进行 14～18 次浅呼吸，经过一个时期的锻炼，每分钟可能只需要 7～8 次呼吸，假如锻炼有素，每分钟 4～5 次呼吸就可以了。健身气功是锻炼肺活量、增强肺功能的重要方法之一。

第三条，前门松。指小便正常、畅通无阻。中医认为，小便淋漓不畅多属于"膀胱气化不利"，表明泌尿系统或生殖系统功能受损。所以，身体健康的中老年人肾功能良好，膀胱功能正常，排尿通畅，尿量每天为 1 000～1 500 毫升，每天 5～6 次，每次 200～250 毫升，尿色清亮。老年男性前列腺不肥大，大多数仍可保持生殖力。而身体不太健康的老年人由于尿道发炎或前列腺增生（即前列腺良性肥大）压迫尿道，产生梗阻或充血、水肿，引起排尿困难，出现尿频、尿急、尿少、尿无力、射程不远，尿流变细、滴滴答答、淋漓不畅，尿裤子、尿床。如果每日尿量少于 400 毫升或多于 2 500 毫升，说明肾功能不正常或肾脏有疾病。出现血尿，说明泌尿系统某器官发炎，毛细血管破裂，甚至是结石或肿瘤，应引起高度警惕，立即诊治。

第四条，后门紧。指肛门括约肌紧张度良好，排便正常。中医认为，老年人由于脾肾虚导致中气下陷（指脾胃之气），可发生五更泻、便秘或大便失禁。所以，身体健康的中老年人排便通畅，一般每日 1～3 次，或隔日 1 次，每天大便量 250 克左右，大便淡黄色，说明消化功能好，肛门和肠道没有疾病。假如排便 3 天以上 1 次或 1 天 3 次以上，或每次大便量甚少，是为异常。如有血便、黑便，应及时到医院诊治。老年人由于中气下陷，还可发生脏器下垂，如肛门脱垂、子宫脱垂等。

中老年人要养成良好的排便习惯，最好每天

1 次，早晨起来按时排便。大便在结肠内停留的时间越长，身体对其中有害物质会吸收得越多，不仅对全身器官组织有不良作用，还会刺激直肠和结肠，容易导致炎症，甚至肠癌。如大便干燥，宜多食含纤维素较多的蔬菜，如红薯、芹菜、韭菜、粗粮、全麦、荞麦，尤其是食用菌类，膳食纤维含量最高，其中香菇 39.8%，金针菇 27.6%，银耳 37%，猴头菇 54.5%，黑木耳 35.4%。中老年人每日应该补充 25～30 克纤维素，并佐食蜂蜜、水果。

第五条，形不丰。中老年人体型不应肥胖，应始终保持标准体重。经调查，我国百岁以上老年人，无一例肥胖者。老年人肥胖不仅容易气喘吁吁、行动不便，且易引起"肥胖综合征"，即高血压、冠心病、糖尿病、高脂血症和胆囊炎、胆石症等。过分肥胖必然影响寿命，科学研究表明，如果超过标准体重 10 千克，寿命缩短 13%；超过标准体重 20 千克，寿命缩短 25%；超过标准体重30千克，寿命缩短42%。要保持标准体重，一是人体摄入和消耗的热量一定要达到平衡，一天消耗多少热量要心中有数，计算好再吃。二是坚持运动。这两条，对胖人变瘦，瘦人增重都比较适用。有些肥胖的中老年人，盲目采取过度节食的办法减轻体重，以致出现营养不良，应引起注意。

第六条，牙齿坚。牙齿保留多且坚固者衰老慢。中医认为，"齿为骨之余""肾主骨生髓"，肾精充足，则牙齿坚固，自然多寿。

和其他器官一样，老年人的口腔也会出现衰老现象。由于牙槽骨吸收，牙龈萎缩，牙齿外露，牙周支持组织抵抗力下降，加之我国中老年人多数不懂得如何锻炼和保护牙齿，所以，牙齿严重磨损、龋齿、牙周疾病及牙齿松动、脱落等都是我国中老年人易发的口腔疾病。如何防治中老年性牙病呢？

第一，饭后、睡前刷牙是保护牙齿最有效的

方法。同时要学会使用牙线、牙缝刷，可以购买冲牙器。

第二，锻炼牙齿，每天要叩齿。具体办法是两手分别放到脸的两边，两手中指按住太阳穴，两手拇指托住下颌，上下牙轻轻碰撞，手指稍稍协助，连叩数十次。

第三，保护牙齿。人老了，即使注意牙齿的保护和锻炼也会出毛病。如填补过的龋齿充填物会脱落，好牙会损坏，牙根、牙床会发炎，一旦发现就要到医院去诊治。牙齿发炎期间，刷牙时在炎症部位一定要轻轻刷净，可咨询医师使用具有杀菌消炎功效的漱口水。

第七条，腰腿灵。中医认为，老年人腰腿灵活，说明中医五脏中的肝、脾、肾尚实。因为肝主筋、脾主肌肉、肾主骨，肝好筋强，脾好肉丰，肾好骨硬。湖南省有位寿星叫舒均和，他以近 80 岁的高龄迎来了中华人民共和国成立。1985 年，他已 114 岁。老人是饱经风霜的农民，他常年劳作，手脚不停，不是下地种菜，就是上山砍柴，每餐能吃 8 两（1 两 = 50 克）饭，还能挑 50 斤（1 斤 = 500 克）重的担子，始终保持腰腿灵活，年逾百岁仍然健壮。我们有的中老年人年龄并不大，却浑身是病，久坐不动，过早出现颈椎病、腰椎间盘突出症，易发膝关节骨性关节炎，还有对中老年人威胁较大的骨质疏松症，此病女性与男性比例约 4：1，所以，女性多出现脊柱和骨盆疼痛，即腰酸、背痛、身体变矮、驼背、易骨折。

第八条，脉形小。血压不高，心律正常，动脉血管硬化程度低，脉形就小。中医认为，老年人多因肾水亏虚，肝阳偏亢，故脉常粗大而强。长寿老人之所以身体健康，其重要原因就是心脏功能好，血压、脉搏正常，血管硬化程度低，脉形小。而现在绝大多数中老年人都有程度不同的血管硬化，不少人有动脉硬化的早期症状，如经常头晕、头痛、失眠、健忘、容易冲动，手指轻微震颤（这是脑部动脉硬化的典型症状之一），蚁行感（早期动脉硬化的人有时会感到局部皮肤似蚂蚁爬过，继而变得麻木，尤以四肢末端明显），耳折症（健康人耳垂平整而光滑，动脉硬化者的耳垂大都出现一条斜形的皱纹，这是动脉硬化的典型迹象）。一旦出现上述症状，应及早就医。确诊为动脉硬化后，应积极治疗。心血管和脑血管疾病是造成中老年人死亡的重要原因，对健康和生命威胁极大，中老年人乃至青年人都要像汽车司机保护发动机一样，保护心、脑血管。

三　身心健康的自我测定

前面讲了身体健康和心理健康的标准，大家一定很想测定一下自己的身心健康情况。下面将对简便的身心健康测验方法进行介绍。

快速身体健康测验

通过下面的小测验，只需 5 分钟时间，你就可以了解自己的身体健康水平。

（1）每天能吃 400 ～ 500 克蔬菜吗？（是）

（2）每天能吃肉吗？（否）

（3）吸烟吗？（否）

（4）每天喝 100 毫升以上烈性酒吗？（否）

（5）喜欢吃咸的菜吗？（否）

（6）爱吃甜食吗？（否）

（7）有吃烟熏、炭烤食品的习惯吗？（否）

（8）你的食欲好吗？（是）

（9）登高向下俯视时心慌腿软吗？（否）

（10）晚上能否较短时间入睡？（是）

（11）每天有尿频、尿急、尿少、尿无力的情况吗？（否）

（12）指甲、眼结膜是否显得苍白并时常感到头晕、耳鸣？（否）

（13）是否有头颈明显变粗、容易出汗和情绪易激动的现象？（否）

（14）是否经常咳嗽、痰多或胸中闷痛？

（否）

（15）身上黑痣是否有增大或破溃出血现象？（否）

（16）是否容易出现牙出血、鼻出血以及皮肤青紫斑块？（否）

（17）身体是否不断消瘦？（否）

（18）身体是否肥胖？（否）

（19）是否有便后洗手、食前洗手的习惯？（是）

（20）是否有每天运动的习惯？（是）

（21）是否有刷牙、漱口的习惯？（是）

（22）每次患感冒时，是否必须服药或看医生？（否）

（23）按时检查身体吗？（是）

以上问题请逐项回答，如果回答与括号里的答案相符得 1 分，不符得 0 分。

合计得分 20 ~ 23 分，表示身体优良；15 ~ 19 分表示身体良好；10 ~ 14 分，表示身体一般；

5～9分，表示身体较差。

简便心理健康测验

通过下表，大体上能了解你的心理衰老程度。

（1）记不住最近的事情。

（2）如有急事在身，总感到心情焦急。

（3）事事总是以我为主，以关心自己为重。

（4）总是说过去的事情。

（5）对过去的生活总是后悔。

（6）对目前发生的事情都感到无所谓。

（7）愿意自己一个人生活，不想麻烦别人。

（8）很难接受新事物。

（9）对噪声十分烦恼。

（10）不喜欢接触陌生人。

（11）对社会的变化恐慌不安。

（12）很关心自己的健康。

（13）喜欢讲过去的本领和功劳。

（14）容易固执己见。

（15）喜欢做无聊的收藏家。

以上现象有 13～15 条为极度衰老，有 10～12 条为很衰老，有 7～9 条为比较衰老，有 4～6 条为有点儿衰老，4 条以下为基本无衰老。

上述自我身心健康测定方法，不一定完全适合每个人的情况，仅为大家提供参考，以便能粗略地了解自己身心健康的情况，从而有针对性地进行调整，尽可能避免和消除不良的身心状态，达到健康长寿。

第四章
危害中老年人的主要疾病

一 危害健康的三大类疾病

　　第一，生活方式疾病。这一概念近些年提得比较多，即不良的饮食习惯、体力活动过少、吸烟、酗酒、睡眠不足、情绪紧张、心理压力大等不健康的生活方式和习惯引起的疾病，如肥胖、痛风、糖尿病、高血压、高脂血症、心脑血管病、癌症等。

　　早在1991年芬兰召开的第13届世界健康教育大会就有专家明确指出，现代社会60%的疾病主要是由不健康的生活方式造成的，70%～80%的人死于生活方式疾病。生活方式疾病已经成为人类健康的头号杀手！健康学家发出警告，如果人们不改变不健康的生活方式和行为，生活方式疾病就会不断蔓延而在全国、全世界大流行。

第二，**精神障碍性疾病和心理疾病**。世界卫生组织曾有个黑色预言，21 世纪是精神疾病暴发的世纪，是心理疾病大发展的时期。随着生产力越来越发达，生活节奏越来越快，竞争越来越激烈，人际关系越来越复杂，家庭越来越不稳定，心理压力越来越大，心理学家研究显示，现代社会每天人均有 7~8 次情绪波动，频率很高，人类可能从传染病时代进入到非传染性慢性病时代，然后又进入到精神疾病时代。世界卫生组织统计显示，目前全球约有 10 亿人在遭受精神障碍困扰，其中在新型冠状病毒感染疫情暴发的2020 年，重度抑郁症和焦虑症的病例数分别增加了 28% 和 26%，抑郁症患者激增 5 300 万人，增幅高达 27.6%。2015 年完成的中国精神卫生调查显示，中国成年人精神障碍的患病率约为 17%（此调查未纳入睡眠障碍）。根据我国部分地区精神疾病流行病学调查结果估算，我国 15 岁以上人口中各类精神疾病患者人数超过 1 亿，其中 1 600 万是重性精神障碍患者，其余大多数是抑郁症、孤独症等精神障碍或心理行为障碍患者。《2022 国民健康洞察报告》发布，在世界大变局和新型冠状病毒感染疫情全球大流行交织影响下，人们心理压力加剧，调查中 91% 的受访者表示自己有心理问题。其中焦虑症和抑郁症是心理问题的重灾区，也有 56% 的人表示曾担心过自己猝死。有趣的是，其中只有 30% 的人表示自己确诊患上心理疾病，人们担心自己有心理问题的比例远远高于实际确诊的比例，进一步提示人们所承受的心理压力之大。随着我国进入老龄化社会，老年精神障碍也越来越引起人们的关注。老年精神障碍，主要分两类：一类是功能性的精神障碍，即我们通常讲的精神疾病，主要以幻觉、妄想、情感障碍为主；另一类老年期的精神疾病是器质性的，主要症状有痴呆、谵妄或者人格改变。现在大家特别关注的一种疾病是阿尔茨海默病，俗称老年痴呆，主要表现为记忆力减退，其次表现为执行能力下降，比如原来能够做的一些家务，慢慢不会操作了。因此，对老年精神障碍的护理也越来越重要，需要加强。

第三，**性传播疾病**。是指通过性接触可以传染的一组传染病，通常简称性病。我国重点防治的性传播疾病有 8 种，即梅毒、淋病、艾滋病、软下疳、性病淋巴肉芽肿、非淋菌性尿道炎、尖锐湿疣和生殖器疱疹。数据显示，截至 2020 年底，我国共有 105.3 万人罹患艾滋病，累计报告死亡人数为 35.1 万。数据还显示，异性恋及同性恋传播的比例分别从 2009 年的 48.3% 和 9.1%，上升到 2020 年的 74.2% 和 23.3%，而注射吸毒者传播人类免疫缺陷病毒（human immunodeficiency virus，HIV）的比例从 2009 年的 25.2% 大幅下降到 2020 年的 2.5% 以下。男同性恋者是感染人类免疫缺陷病毒的高风险群体。

中国疾病预防控制中心性病艾滋病预防控制

中心发布的数据显示，我国每年新报告的人类免疫缺陷病毒感染者及患者中，50 岁以上患者占比最高的省份达 60% 以上。

这些数据显示，近些年中老年人感染人类免疫缺陷病毒的情况不容乐观，也在逐渐引起有关部门重视。应关注中老年人的情感生活，通过家庭和亲情缓解孤独，让中老年人不再盲目追求刺激，将自己置于危险处境。同时，应对中老年人进行社会公德教育，树立高尚的社会道德。

二　中老年人为什么易患癌症

癌症是危害中老年人健康和生命的主要杀手。癌症的发病率与人的年龄有十分密切的关系，统计资料表明，除白血病在儿童期高发以外，大多数癌症的发病率随着年龄增长而呈上升趋势。从 20 岁到 60 岁，恶性肿瘤每隔 10 岁上升2.7 倍，60 岁以上人群癌症发病率在 50% 以上。

癌症为什么在中老年人中发病率高呢？医学家经过研究，认为有以下几方面原因。

第一，致癌的机会增多了。80%～90%的癌症直接或间接起源于环境因素，其中65%～80%与各种化学物质有关。以吸烟为例，年纪越大的吸烟者，其吸烟时间越长，吸烟量越大，患癌概率会相对增加。

第二，大多数癌症的发生都有一个病变过程和潜伏期。正常细胞恶变成癌细胞需要10～15年，甚至20～30年或更久。因此，当人们患上或发现癌症时，已是50～60岁，甚至70岁以上。

第三，免疫功能下降。随着年龄的增长，中老年人的各项身体功能都会衰退，免疫功能也逐渐降低，免疫细胞对一些突变细胞的清除能力下降，使后者向癌细胞转化。

第四，内分泌功能紊乱。人到中老年，内分泌功能失调，体内激素不平衡，某些激素持续作用于敏感组织，可能会导致细胞的恶变，成为癌细胞，发展为癌组织。

第五，人体组织细胞的"易感性"增高。人体组织细胞的衰老，增加了对致癌物质的"易感性"，所以中老年人容易得癌症，有专家认为这是中老年人易患癌症的关键。肿瘤临床专家根据经验发现，40 岁以前肿瘤发生率是很低的，但是到了 70 岁左右，肿瘤发生率便提高了，50% ~ 60% 的肿瘤会发生在这个阶段。这些都提示癌症和衰老有密切的关联。

三　癌症不是绝症，癌症 ≠ 死亡

癌症可以说是无情的杀手，很多人"谈癌色变"，世界各国投入了很多人力和财力来攻克它，虽然进展很大，但还没有取得根本性的突破，癌症的发病率、病死率还呈上升的趋势。2021 年 1 月，世界卫生组织国际癌症研究机构发布了 2020 年全球 185 个国家 36 种癌症类型的最新发病率、病死率情况，以及癌症发展趋势。这项预估数据显示，2020 年全球新发癌症病例 1 929 万例，全球癌症死亡病例 996 万例。而中国在 2020 年新发癌症病例 457 万例，癌症死亡病例 300 万例。在我国，随着老龄化的加剧，未来癌症负担将不可避免地持续上升。然而，现实告诉我们，癌症并不可怕，癌症不等于死亡。世界卫生组织称 40% 的癌症是可以预防的，而且大部分患者得到及时治疗是可以痊愈的。美国一位叫麦立克的老太太，患病前后开了 4 次刀，和癌症斗争了 64 年，一直活到 105 岁，成为百岁"癌寿星"。而我国被誉为"女铁人"和"抗癌英雄"的全国著名企业家、徐州市彭城五交化工公司的原总经理兼党委书记韩玉亭，从 1969 年第一次患乳腺癌开始，先后患过 5 次恶性肿瘤、1 次良性肿瘤，开了 14 次刀，去掉了双侧乳房、子宫及附件，以及部分胃、肺、胰、肋骨等 12 个器官，与病魔整整斗争了 41 年。同时，她在事业上还取得了辉煌的成就，成为全国优秀共产党员、全国优秀思想政治工作者、中国著名的企业家、全国五一劳动奖章获得者、全国三八红旗手标兵。我和爱人对她进行了三次采访，我爱人孙慧心教授还专门写了长篇通讯《抗癌英雄韩玉亭》，介绍了她同病魔作顽强斗争的先进事迹。她的事迹感人肺腑，催人泪下，我们走到哪里，就宣传到哪里，深深打动了广大听众。韩玉亭的成功实践告诉我们：癌症患者首先要有坚强的信心，乐观的态度，充分动员体内足够的力量对待病魔，同时积极配合医护人员进行治疗，就一定能产生无穷的力量，战胜"癌魔"，创造奇迹！

20 世纪 80 年代癌症排序前五位是胃癌、食管癌、肝癌、肺癌和宫颈癌，目前前五位为肺癌、肝癌、肾癌、食管癌、结直肠癌。男性癌症排序前三位是肺癌、肝癌、胃癌；女性癌症排序前三位是乳腺癌、肺癌、肝癌。男性的癌症第一杀手是肺癌，占总死亡率的 29%。据国家癌症中心分析报告，导致我国肺癌高发最根本的原因是吸烟。据统计，中国有超过 3 亿的烟民以及数量更多的"二手烟"受害者。香烟的烟雾中含有二噁英、稠环芳香烃、N- 亚硝基胺、甲醛等数十种致癌物质。现在认为有 80% 以上的肺癌是由吸烟引起的，吸烟者患肺癌的危险性是不吸烟者的 16 倍，每天吸烟支数越多、吸烟的时间越长，患肺癌的风险越高。每日吸烟 20 支、吸 30 年以上的人，其死于肺癌的概率是不吸烟者的 20 ~ 60 倍；如果吸烟时间在 40 年以上，其概率还要翻 1 倍。被动吸烟的危害更大，被动吸烟是指不吸烟的人，不自觉吸入周围吸烟者制造的烟雾尘粒和各种有毒物质，其中所含的有害物质浓度并不低。煤焦油含量比吸烟者吸入的热烟雾中多 1 倍，一氧化碳多 4 倍，被动吸烟的危害和每天主动吸烟 1 ~ 9 支相当。国外有人研究过，一个家庭里面有一个吸烟者，其他成员发生癌症的危险性是家里没有吸烟者的 1 倍；如果有两个人吸烟，就是其他不吸烟家庭的 2 倍。我们提倡不在公共场所吸烟，家庭也是一个小公共场所，所以最好的办法是戒烟。戒不了时，到室外或者吸烟室吸烟。

现在仍可以听到一种极有害的理念，即已经吸烟的人，到 30 岁以后就不能戒，因为已经适应了、平衡了，一旦戒烟，打破了平衡，反而会得病、得癌。这种说法对不对呢？不对。许多研究发现吸烟者戒烟后肺癌的发病率是逐渐下降的。如果戒烟在 10 年以上，那么患肺癌的危险性基本上和不吸烟的人是一样的，所以大家不要灰心，以前有吸烟史，现在及时戒烟还是来得及的。有的人戒烟以后，最后还是死于肺癌，不是因为戒了烟导致的癌症，而是因为"戒晚了"。

乳腺癌是女性发病率最高的恶性肿瘤之一。其病因除了内分泌功能紊乱以外，主要还有高脂饮食。早期发现、早期诊断、早期治疗，乳腺癌治愈率可达 80%～90%。最好的办法是学会自我检查，每月检查一次。临床上，许多乳腺癌是自我检查发现异常后，通过就医确诊的。如果发现乳头溢液、乳房湿疹样改变，或有很小的结节，或乳房有轻度凹陷，乳房皮肤增厚，毛孔也增大（橘皮样）等，都不要放过，要立刻到正规医院请专科医师确认。虽然乳腺癌是中国女性发病率最高的恶性肿瘤，但从世界范围来看，中国的乳腺癌患者比例比西方国家还是要低得多。

有研究认为，中国妇女乳腺癌发病率之所以比较低，与爱吃大豆制品有关。大豆制品之所以能抗癌，是因为它含有异黄酮。所以，有人说："要健康，喝豆浆；要长寿，吃大豆"。抗癌食品有很多，要听从专业医师、营养师的指导，另外，大家也不必单一地过量吃某一种食物。

第五章
将健康和生命掌握在自己手中

一　做好自己健康的第一责任人

（一）人的健康长寿主要取决于自己

英国哲学家洛克说过："健康是我们的事业和幸福所必需的，没有健康就不可能有事业和幸福。"而健康从何而来，并非人人都清楚。有人说："吃得好就健康。"吃得好只是健康的一种需求，而且要学会吃。有的人整天吃大鱼大肉、山珍海味，并不健康。有人说："经常运动就健康。""生命在于运动"，运动当然好，但运动也需要得法，才能有益健康。

健康究竟从何而来呢？1991年，世界卫生组织经广泛调研向世人宣布：个人的健康和寿命，60%取决于自己，15%取决于遗传因素，10%

取决于社会因素，8% 取决于医疗条件，7% 取决于气候的影响。

1. **遗传因素**。遗传物质存在于细胞的基因之中，能将祖辈的特征传给后代。若真有健康基因，那么只要祖辈是健康的，他的后代便也可能健康长寿。但是，未必人人都有这种基因。以疾病为例，除了血友病、白化病之类"真正的"的遗传性疾病外，大多数疾病，如心脑血管病、癌症等，都只属于"遗传易感性疾病"。从父母那里得到的并不是这些疾病本身，而只是得到了这些疾病的致病因素的"易感性"，这些疾病的发生主要还是取决于后天的、外界的因素。所以，世界卫生组织指出，遗传因素与健康长寿的关系只占 15%，剩余 85% 皆取决于后天的因素。

2. **社会因素**。人的健康和寿命 10% 取决于社会因素。影响健康的社会因素包括社会制度因素、社会阶层因素、社会人口因素、社会经济因素、社会文化因素、社会心理因素等。人是社会的一份子，社会状况良好，自然有益健康。我国是社会主义制度国家，坚持人民至上、生命至上，自是有益于人民的健康。

3. **医疗条件**。主要包括医疗技术的进步、医疗制度的改革及医学研究等方面，它对人们的生活和健康都有着重要的影响，但仅医疗本身对健康的影响只是一个重要的方面，其作用是有限的。据研究，在 20 世纪，美国人的平均寿命增加了 30 岁，而美国先进发达的医疗服务系统只延长了美国人 5 年的寿命，其他因素（主要是健康教育、健康管理、公共卫生等）让今天的美国人平均寿命增长了 25 年。所以，医疗条件与健康长寿的关系只占 8%。

4. **气候的影响（环境条件）**。人的健康和寿命 7% 取决于气候的影响。气候变化可通过多种复杂路径直接或间接对人群健康产生诸多不利影响，比如增加传染性疾病、非传染性疾病的发生风险，甚至导致急性伤害或过早死亡。所以，环境保护对人群健康显得越来越重要，坚定地走低碳绿色道路，已成国际共识。

5. **自身因素。**人的健康和长寿 60% 取决于自己，取决于个人的生活方式和行为，亦即其衣食住行、行为嗜好，乃至其人生观、世界观。因为人的人生观、世界观实际上是决定其生活方式和行为的主要因素。由此看来，人的健康与长寿实际上主要取决于自己的习惯（生活方式）和个性。习惯决定健康，个性决定命运。我们建立"健康自我管理"理论体系，提出"将健康生命掌握在自己手中"，其理论依据主要就是这一科学结论。

（二）人的健康应当是一种责任

健康是政府的责任，也是社会的责任，更是个人的责任。随着生产的大力发展和社会分工的日趋细化，特别是医学科技的进步和家庭结构的改变，人们普遍将疾病照顾的责任交给卫生专业人员，这使得人们自我保健的观念日渐式微，忘却了自己在健康维护与疾病照顾上的责任与功能。但公共卫生事件的突发，直接威胁到每个人的安全与健康，每一个个体（包括患者个人）都有预防疾病及促进健康的责任。目前，慢性病逐渐成为全球性社会问题，由于慢性病的病程长、医疗费用昂贵，人们自我保健的意识逐渐觉醒，健康是一种责任的观念逐步增强。更多的人开始注意及关爱自己和家人的健康。

健康是一种责任，健康不是一个人的，它是家庭中爱人、父母、子女、兄弟姐妹所共有的。一个人失去了健康，疾病缠身，不仅自己痛苦，还会给家庭带来很大负担。养育子女、赡养老人、工作事业等重大责任，也都成了空话。所以，世界卫生组织提出：健康从家庭开始。我国于 2016 年 8 月召开的全国卫生与健康大会上提出：做好自己健康的第一责任人。经过多年的实践和努力，这一观念已被广大群众所接受。据国家卫生健康委员会 2022 年对 870 多万群众的问卷调查，对于"个人是自己健康第一责任人"的认同率高达 93%。

（三）人的健康靠主动去争取

我们说："将健康生命掌握在自己手中。"我国的道家文化提及"我命在我，不在天。"这里说的"命"，是指人的命运，意思是人的命运是可以自己去争取的。其实，人的健康与否必定也会影响他的命运，事实上，人的健康也是命运的一部分，是可以自己去争取的。

第一，健康是自己的事，自己（含夫妻、家庭）要负起责任来，不能单独靠医师和别人，不能过分依赖药物和保健食品，需要自己付出一生的努力，要自己呵护。

第二，要学会自我保健。必须学习和掌握科学的保健知识，增强自我保健的意识，提高自我保健能力，才能把健康生命掌握在自己手中。人们不是死于疾病，而是死于无知，早学早受益，早学早健康，早学早长寿。

第三，逐步学会小症会治疗，大病看苗头，

有病看医生，慢病懂保养。非药物治疗措施对慢性病来说，具有根本治疗的性质，有时甚至比药物治疗还有效，做到"三分治，七分养，十分防"。

第四，改变不良的生活方式和行为。陋习不改，健康难保。建立一套科学的、适用的、简单的、健康的生活方式和行为。

第五，达到提高身体素质，提高免疫功能，提高生活质量，延长自然寿命、健康寿命和愉快寿命，延缓衰老的目的。

 二 定期体检是了解自己健康状态的最好方式

（一）定期体检的重要性

体检是体格检查的简称，是指通过医疗手段和方法，对受检者的身体进行检查。体检是医疗诊断的环节，一般把以疾病诊治为目的的体检称为医疗性体检。定期体检是了解自己健康状态的最好方式，对中老年人显得更为重要。

（1）定期体检帮你全面掌握健康状况。体检时医师的检查和仪器检查及化验等手段有机结合，互为补充，互相印证，最后通过医师全面分析，对你的健康状况作出比较准确的判断，使你更加清楚地了解自己的身体状况，找到你的短板在哪里，从而采取相应的健康生活方式，预防疾病的发生。

（2）定期体检是预防保健、发现早期疾病的重要方法。有很多疾病，如高血压、高脂血症、肝功能异常等，特别是一些恶性肿瘤，在早期没有什么明显症状，往往是在体检时被发现的。因而，体检对疾病起到早诊断、早发现、早治疗的作用，从而达到治病救人的目的。

（3）定期体检，对中老年人显得更为重要。中老年人由于全身脏器进入自然老化阶段，且是慢性病、肿瘤的高发年龄，故体检时要重点关注各脏器的基本功能，以及排查各类慢性病及肿瘤等。中老年人定期进行体检对早期预防、治疗疾病具有重要意义。

（4）定期体检，可以掌握病情的发展。对于已经查清病症的患者，虽然在医师指导下开始治疗，但仍需要定期体检，这样能及时了解病情的发展变化，适时调整治疗方案，以更好地进行治疗，使病情逐渐好转。

（5）定期体检，为你建立完整的健康档案。健康档案是个人健康状况的科学记录，贯穿整个生命过程，涵盖各种健康信息，包括每次体检的结果。体检机构可以为你建立健康档案。通过两年以上体检报告的比较分析，能够发现一年来身体状况的变化，确定有无某种疾病倾向。一份完整而系统的健康档案可以让每个受检者掌握本人的健康状况，有助于医务人员快速、准确地确诊，制订正确的治疗方案。

（二）中老年人体检的重点项目

中老年人的体检，要重点关注各脏器的基本

功能，以及排查各类慢性病、肿瘤等，主要有以下三大类项目。

（1）常规项目及生化检查项目

1）三大常规，即血常规、尿常规、大便常规。可以帮助发现身体潜在的全身感染或尿路感染、蛋白尿等异常。另外，还可以通过大便分析做初步判断，有无消化系统出血、寄生虫或其他病变等。

2）肝功能、肾功能、心肌酶谱、血脂、空腹血糖、糖化血红蛋白、血尿酸、肿瘤标志物项目（如甲胎蛋白、癌胚抗原、CA199、CA125、CA153）等。主要目的是了解中老年人身体各个脏器的基本功能，并初步筛查是否有糖尿病、高脂血症、高尿酸血症的可能，以及血液中肿瘤指标是否有异常的情况，可以起到提示作用，尽早进行详细的检查，以明确诊断。

（2）影像学检查

1）胸部正侧位片或胸部 CT，可帮助发现肺部感染、结节等病变。

2）肝、胆、脾、胰超声检查，泌尿系统超声检查，可以了解腹腔脏器是否存在肿瘤或其他病变。

3）中老年男性通过前列腺及精囊超声检查，可以排除中老年男性常见的前列腺增生等疾病。

4）中老年女性通过妇科检查及妇科超声检查，能够初步筛查妇科疾病。

5）有高血压、糖尿病、冠心病风险的中老年人群，要进行心脏彩色多普勒超声检查（简称彩超）和颈动脉彩色多普勒超声检查以评估心脏和血管功能。

6）必要时可以进行胃肠镜检查，帮助发现胃肠有无炎症或肿瘤。

（3）内、外科检查

1）内科的心肺听诊和腹部触诊，帮助发现中老年人有无脏器异常或体表肿块。

2）外科的脊柱检查，帮助发现中老年人有

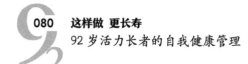

无压缩性骨折倾向。

3）身高、体重、血压、眼科、耳鼻喉科等必查项目。

三　开启健康自我管理的"5 把金钥匙"

如何做好自己健康的第一责任人？如何把健康生命掌握在自己手里？我同爱人孙慧心教授经过多年潜心研究，提出了健康有 5 把金钥匙，抓住了 5 把金钥匙，就抓住了健康。这里，先把 5 把金钥匙做简要介绍，以便有个初步认识。

第一把金钥匙：锻炼身体。

我现在已年过 90 岁，还能到处跑，就因为我一直坚持运动，中年时我跑过半程马拉松，还曾长距离骑车到一些城市或旅游景点，还爬过泰山等国内的名山。

年纪大了也要运动，最好先慢走，再逐步快走，锻炼心脏功能。逐步达到每分钟走 130 步，心跳争取控制在每分钟 120 次。建议每个人都要学会 3～5 种锻炼方法。

第二把金钥匙：脑力劳动。

脑子越用越灵，增强记忆、防止痴呆都要靠学习，学习是脑细胞体操，还记得我 65 岁的生日是在北京度过的，那天我买了 650 元的书。我给自己定的目标是每年看 50 本书。

烟、酒伤害脑细胞，应予以戒除。研究表明，人的绝大部分细胞都会更新，但脑细胞是不能再生的。

大脑需要多种营养，要吃健脑食物，如粗粮，还有蔬菜、水果、瘦肉、豆制品、鱼、蛋类，以及坚果，如花生、瓜子、核桃、芝麻等硬壳食物。

第三把金钥匙：科学用餐。

营养物质丰富的今天，应该把观念改为"多吃短寿"。中老年人提倡吃七分饱。

我常吃紫薯和红薯。紫薯和红薯有丰富的胡

萝卜素和抗氧化剂。另外，土豆的钾含量高，多吃土豆能够软化血管，使脑血管病的病死率降低。我还常吃大枣，所谓"一天三个枣，吃了不会老"。

吃肉最好吃白肉，家禽类就是白肉，但不提倡多吃。提倡多吃鱼肉，最好是没有受到污染的深海鱼。

每天必须吃 500 克蔬菜和 250 克水果，绿叶蔬菜占 50%，其余为无公害蔬菜。

第四把金钥匙：乐观情绪。

要学会驾驭情绪，不要让情绪驾驭你。乐观是身体健康的灵丹妙药。

发自内心地笑，可以促进脑垂体产生多种激素，促进健康。我甚至觉得健康不健康可以就看三条：吃不吃得下饭，睡不睡得好觉，笑不笑得出来。

第五把金钥匙：生活方式。

我到现在 90 多岁精力还比较旺盛，一个重要原因是我的生活方式比较健康。有研究表明，威胁生命健康的因素主要有六种：吸烟、酗酒、运动不足、营养不平衡、应激能力下降、交通事故。现在有一些人承受不了压力，抑郁、焦虑情绪较重，不能接受被否定，动不动就有自杀的念头甚至做出自杀行为，这都是应激能力下降的表现。

以上5把金钥匙缺一不可，就像一个木桶，一块木板断了，水就流出来了。掌握好这5把金钥匙，才能活出健康来！我将在后文详细向大家论述其内容和方法。

第六章
动则不衰，生命在于运动

一 生命在于运动，积极锻炼是身心健康的首要途径

人虽是高级动物，但我认为所谓"动物"就得动，活动活动，要活就得动，动则不衰。从古到今都主张运动。古人讲："流水不腐，户枢不蠹。"现代人讲："生命在于运动。"古代思想家、教育家颜习斋讲过运动的重要性，他说："一身动则一身强，一家动则一家强，一国动则一国强，天下动则天下强。"毛泽东同志一生都很注意锻炼，他有理论，也有实践，在青年时期就进行过体育研究，明确提出："体育者养生之道也。"他对青年人讲："德智皆寄于体，无体无德智也。"给学生讲"三好"，即"身体好、

学习好、工作好"，把"身体好"放在"三好"的第一位。他从小就喜欢在池塘嬉水，青年时期远足，搞社会调查。在师范学校学习，坚持每天早上进行冷水浴。他还采取特殊的雨浴、风浴、日浴的锻炼方法，并一生爱好游泳，到老年时还畅游长江。他以健壮的体魄，迎接一生的战斗。

所以，大家一定要重视并懂得锻炼身体。人到 30 岁以后开始生理衰老，40 岁后容易相继出现各种疾病，如"四十腰""五十肩"、颈椎病、肥胖病、糖尿病、高血压、冠心病、脑卒中以及癌症等慢性病明显增加。现代生活中很多人坐多动少，静久成疾，缺少运动是造成这些疾病的重要原因之一，所以现代病很大程度上叫"不运动病"。锻炼对人体各个系统（如循环系统、消化系统、呼吸系统、神经系统、骨骼肌肉系统）都有好处，对于提高人的抗病能力、预防富贵病、延缓衰老都大有益处。

著名的体疗健身专家——原第四军医大学郭

健生教授曾对本校长跑队 40 名年龄在 40～68
岁，坚持长跑的中老年人进行过调查，其中 90%
曾患过肺结核、气管炎、肺炎、胃炎、关节炎、
神经衰弱、胃下垂、颈椎病、血小板减少、腰椎
压缩性骨折等疾病，有 3 人还发生过严重创伤。
由于多年坚持锻炼，他们基本改善了症状、恢复
了健康。其中有一位同志，曾因车祸造成大脑挫
伤，肋骨断裂 6 根，脾破裂大出血而被摘除。另
一位曾在参加文艺演出时，因临时停电，从舞台
摔到乐池水泥地而腰椎骨折，耻骨联合分离，腹
内血管破裂大出血，双腿外侧半月板切除，但他
们经过顽强的锻炼，改善了症状，恢复了健康，
重新走上了工作岗位。后来，他们还参加了由西
安经山东至北京的骑自行车长途旅行活动。

所以说，年龄大一些开始锻炼都不晚，有一
些慢性病也不可怕，锻炼过程中疾病症状出现反
复也不要紧，只要循序渐进，持之以恒，坚持科
学锻炼，不仅可以防治疾病，有时甚至可以取得

意想不到的效果。可以说，到目前为止，还没有任何一种方法能像科学的体育活动那样，使人青春常驻。很多长期锻炼的人都深切地体会到，体育锻炼是增进健康的一剂良方，是和疾病、衰老作斗争的重要手段。

发达国家都普遍注重体育锻炼。例如，美国64%以上的人参加体育锻炼，日本70%的人参加体育锻炼。以往我们与这些国家相比，差距尚大。这些年特别是党的十八大以来，全民健身国家战略深入实施，全民健身场地设施明显改善，群众性体育赛事活动繁荣发展，全民健身参与程度不断提高，"多锻炼、少生病"越来越成为一种社会共识。到2021年底，我国经常参加体育锻炼人数比例达37.2%，但是开展全民健身运动不平衡，存在"老年人比较重视体育锻炼，中年人忽视体育锻炼，青年人不够重视体育锻炼"的现象。国家会进一步发展体育事业，加强健康教育和体育教育，提高公众对体育活动的认知，增

强公众对体育活动的兴趣，以提高体育活动的参
与率。

二　每个人都要掌握 3～5 种有氧运动方法

锻炼有很多项目，每个人都应该学习和掌握
3～5 种适合自己的运动方式，如快走、慢跑、
太极拳、太极剑、健身操、游泳、骑自行车、爬
楼、球类等及各种民族运动项目。下面介绍几种
简单、实用的方法。

（1）走："百练走为先"，走是最简单、最
经济、最有效、最容易做到的运动方法。现在不
仅老年人参加到"走路大军"的队伍，"上班族"
也有不少人早晨提前从家里出发，步行到单位上
班，晚上下班后再步行回家。这些"走班族"
说："步行的好处说不完，不用花钱买，不用占
场地，不用请教练，走掉了肥胖，走低了血脂，

走强了心血管，走出了好心情。"

步行的主要好处：①步行是很好的有氧运动，能够使心肌功能和肺功能得到提升，尤其是既往存在慢性阻塞性肺疾病的患者，经常步行可以强化肺功能。②步行是一种能够减脂、减肥的有氧运动，坚持步行能够消耗更多的热量，对于肥胖人群是一种很好的锻炼。③步行可以增强消化腺的分泌功能，促进胃肠有规律地蠕动，使餐食中所含的营养物质在体内被快速地消化和吸收，增进食欲，使人胃口大开，对于防治高血压、糖尿病、肥胖、习惯性便秘都有良好的作用。④步行能增强肌肉力量，强健腿足、筋骨，并能使关节灵活，促进人体血液循环和新陈代谢。⑤步行对脑力工作者尤其有益，可以使全身血液循环加快，脑血流量增加，神经细胞的营养得到补充，对思维性的工作十分有利。据有关专家测试，每周步行3次，每次1小时，连续坚持4个月者，与不喜欢运动的人相比，前者反应敏锐，感觉与记忆力均占优势。⑥步行还可以缓解神经肌肉紧张。当烦躁、焦虑的情绪涌向心头时，以轻快的步伐行走 15 分钟左右，即可缓解紧张，稳定情绪。

步行是一种良好的锻炼方式，但同时步行锻炼也有很多需要注意的事项：①下午走路最佳。有研究表明，早晨 6 时至上午 10 时是心血管事件高发阶段，晚上光线差容易跌倒。②不要在马路边走路。英国《柳叶刀》杂志曾发布调查结果，因空气污染，沿繁华的马路边散步者，肺功能改善微弱，动脉硬化甚至恶化。走路的地方最好有树。③走路步数不宜过度，每天追求一两万步会损伤关节，最好在 40 分钟左右走 7 500 步，走完后最好是微微出汗的状态。

（2）爬楼梯：这是一项很好的运动，可以增强心脏功能，可以减肥，预防高血压。爬楼比静坐消耗的能量多 10 倍，比散步消耗的能量多 4 倍，比骑自行车消耗的能量多 1.5 倍。假如训练有素，一口气能上 6 层楼，感觉良好，说明你的心脏功能好；有的人中间要歇一下，则代表体力不足；有的人上不去，这表示心脏发出了功能不足的信号，告诉你要重视它。假如出门就坐车，上楼就乘电梯，从来不锻炼，则容易生病，甚至短寿，心脏迟早要出问题。我经常爬楼，见楼就想爬，见山就想上，我爬过 10 层楼、24 层楼、30 层楼，全国各大城市很多高楼都爬过，我都有记录。30 层楼，记录用了 8.5 分钟。杭州市的一个五星级酒店有 49 层楼，我问听课的学员们"爬过没有？""没有！"我问年轻的保安"有多少台阶数过没有""没有！"第二天早上我用了 13 分钟，很轻松地爬完了 49 层楼，一共是 1 034 个台阶。我爬泰山时慢慢地一口气爬了 6 681 个台阶，直到 1 514 米高的玉皇顶。还是那句话：看你老不老，就看你的脚，脚不老人不老，脚不老心脏好。可以说，脚是人健康的基石，脚是人的精气之粮，脚是人的第二心脏。

现在不少地区和单位都在积极开展爬楼梯运动，大家都体会到爬楼梯对身体的好处。深圳有位健康教育技师叫赖嘉河，他在罗湖区商会上班，他上班基本都是爬楼梯，从罗湖区委大楼的一楼，一口气爬到20楼，一坚持就是10多年。赖嘉河说："爬楼梯对身体很有好处，对强健人的心肺功能尤其有帮助。"他坚持冷水浴30多年，连续无偿献血23年，共350次，总量达到140 000多毫升，曾10次获全国无偿献血荣誉奖。他身体一直很好，精力旺盛，多年来没患过什么大病。

当然，有高血压或心脑血管病的人、年纪大的人、膝关节不好的人，不宜爬楼梯。也有专家提醒，过了65岁，尽量不要爬楼梯。

（3）游泳：这些年游泳也比较火热，可以说是理想的运动之一，游泳不仅对全身肌肉有很好的锻炼作用，也是减肥的最好手段，特别是对调整血脂、促进血液循环、增强心肺功能有明显的效果。游泳还特别适合患有腰腿痛和关节疾病的中老年人。经常和我们一起游泳的一位朋友谢小琪，是某厂高级工程师，女性，52 岁，身高 1.56 米，体重 77 千克，腰围三尺二寸（约 107 厘米）。经检查血脂指标均异常，总胆固醇 6.105mmol/L，甘油三酯 2.03mmol/L，低密度脂蛋白胆固醇 3.105mmol/L，全血黏度、纤维蛋白原都高。经常头晕、手脚发麻、失眠、膝关节痛，害怕走路，上 3 楼就气喘吁吁，吃了不少药，症状没改善，血脂下不来。经专家指点，她从 2003 年 9 月开始学习游泳健身，从蛙泳到自由泳，后来又学会了蝶泳，从游 100 米、500 米、1 000 米到可以游 2 000 米。她坚持不懈，从不停顿，每次连续游 1～2 小时，游 2 000 米左右。后来体重降为 59 千克，减了 18 千克，腰围缩小到二尺五寸（约 83 厘米），总胆固醇降到 4.627mmol/L，甘油三酯降到 1.33mmol/L，低密度脂蛋白胆固醇降到 1.56mmol/L，全血黏度、纤维蛋白原恢复到正常，以往的症状全部消失，通过游泳锻炼，精神面貌发生了很大变化，显得年轻、苗条、健康了。

我爱人孙慧心教授，从年轻开始，体弱多病，先后患胸膜炎、高血压、类风湿关节炎、冠心病、多发性腔隙性脑梗死、腰椎间盘突出症。从中年开始，她受毛主席横渡长江的鼓舞，开始学习游泳，每次下水都要游1 000米以上，已坚持40余年，不仅疾病有了好转，还延缓了衰老，增强了体质。我们一起奋战了多年，跑遍了祖国大地和世界多地，向亿万人民传播健康知识，而且还曾在陕西省和西安市老年游泳比赛中获得过省、市级老年女子组4次冠军和1次亚军。由过去的老病号成为一名喜欢运动、能够参加比赛的老运动员，还带动儿子、儿媳妇和孙子都学会了游泳。

（4）最简单的健身方法——梳头：中医认为，"头为诸阳之会"，是人体的主宰。人体十二经脉、奇经八脉中的很多经脉汇聚于头部，这些经脉起着运行气血、濡养全身、抗御外邪、沟通表里上下的作用。而且在头部有许多重要穴位，梳头时梳齿要经过百会、太阳、玉枕、风池等穴位，经常梳头，能起到按摩这些穴位的作用，可改善大脑皮质的兴奋与抑制，调节中枢神经系统，促进头皮血液循环。

梳头的主要作用：①通过梳头，对头部上星、神庭、百会等穴位进行反复梳理，可使烦躁和抑郁逐渐消除，起到催眠的作用。②通过梳理头部的百会、风池、太阳等穴位和特定刺激区——晕听区，可起到降血压、软化血管和养精定神、缓解眩晕的作用。③长期坚持对百会、上星、风池、目窗、神庭、通天等穴位的梳理，可起到缓解和治疗脑出血或脑梗死引起的瘫痪、肢体麻木、反应迟钝、记忆衰退、失语、嘴歪眼斜及大、小便失禁等后遗症的作用。④梳头可增强头部血液循环，使头部毛发和头皮得到较充分的营养供应，有利于毛发的正常代谢和发育，从而减少黑发早白或不正常脱发的发生。

梳头的梳子以木梳为好，梳齿不宜过尖或过密。梳理力度要适应，以中等适度为宜，反复梳理。每次梳理，要做到手到、心到、意到。梳理次序主张顺梳、逆梳皆有，从额到项梳理。梳理节奏应由轻到重、由慢到快，起到刺激头部穴位的作用，梳头时应先将整个头皮和面部按摩几下再反复梳理，效果更佳。

百会穴：后发际正中直上 7 寸（1 寸 = 3.33 厘米）处。

玉枕穴：后发际正中直上 2.5 寸，旁开 1.3 寸处。

风池穴：在胸锁乳突肌与斜方肌上端之间的凹陷处。

上星穴：前发际正中直上 1 寸处。

神庭穴：前发际正中直上 0.5 寸处。

三　中老年人运动尤其要讲究科学

中老年人锻炼身体要根据自身的特点，从实际出发，不要强求，要循序渐进，不要着急，一步一步来。有位大学教授，以往从来不锻炼，退休以后，有人跟他讲要锻炼，要跑步，第二天早上他穿上运动衣、运动鞋就使劲儿跑，开始感到特别舒服，再跑导致身体受不了，住院治疗了。不要看很多人都在锻炼，实际上其中不少人还是体育盲，有的运动量过度，会造成免疫功能降低；有的运动量不足，达不到锻炼目的；有的没结合自身实际，抓不住重点；有的缺乏指导，没有正确掌握要领；有的只顾锻炼身体，不重视调整心态和完善自己的性格；有的不懂得科学吃饭，平衡饮食。对于高龄老年人，一定要在保健专家指导下，在医师指导下进行锻炼，要开运动处方，掌握好运动量、运动强度和运动节奏。运动量不足则达不到效果，过量运动又会带来不良的后果。

中老年人运动有以下几个注意事项。

第一，要因人而异，量力而行。根据自己的情况和锻炼的水平，选择适宜的项目与方法，例如步行、慢跑、走跑交替、太极拳、游泳、中医养生方法等。

第二，要循序渐进，逐步增加活动量。每次锻炼的活动量要适度，开始活动量要小些，逐步增加活动量。如果适应能力提高，说明体质也随之增强；如果适应能力比较差，要及时调整运动项目及运动量。

第三，要持之以恒，坚持不懈。体育锻炼只有坚持不懈才能有效。如果三天打鱼，两天晒网，则效果会大受影响。关键要有锻炼身体的自觉性和坚强毅力，不被眼前的困难所动摇，不半途而废，否则功亏一篑。

第四，注意安全，讲究卫生。体育锻炼是一项科学的健身活动，每项活动乃至每个动作都有其内在的规律和要求，进行体育锻炼应按要求开展活动，锻炼前要做好准备工作，锻炼时按要领进行，不可莽撞行事。专家建议，过了 65 岁，尽量不要做以下动作：①快速转头；②弯腰勾脚；③站着穿裤；④仰卧起坐；⑤躯干扭转；⑥倒走；⑦猛起床；⑧弯腰取物；⑨排便用力。同时，还应注意运动场地、器材及环境的安全和卫生，确保体育锻炼正常进行。

第五，高龄者锻炼容易出现疲劳，其恢复过程十分缓慢，因此锻炼的项目不应超过疲劳的界限，一旦出现疲劳要及时改变运动方式或变换花样，如果疲劳还不减轻，则应暂时停止锻炼。另外，高龄者在锻炼的时候，不能只求自我感觉良好，还要注意心肺功能的客观指标，特别是运动后的恢复时间。

第七章
智慧养生的秘诀：维护大脑健康

一 加强脑力训练是延缓大脑衰退的关键

一些科学家指出："未来社会在生命科学领域将有两个重大突破，一是基因工程，一是大脑工程。"进入 21 世纪，大脑工程，一项旨在发现人类自身奥秘的研究，正在如火如荼地进行。成年人的大脑平均重量为 1 400 克，最少有 80 亿～90 亿、最多有 150 亿～160 亿个脑细胞，近年又有理论提出有 1 000 亿个脑细胞。这么多脑细胞，收到通过感觉器官传递来的信息，数量之多，难以计数，因为大脑皮质的每个细胞都能接收数千种不同的信息，所以每个人每天可接收 8 600 万条信息，一生可储存约 1 000 万亿条信息，是一个人要用 300 万年才能读完的信息量，相当于世界图书馆藏书总量 7.7 亿册书，比世界上所有电子计算机储存信息的总和还多，可以储存 70～80 年之久。有人形容它是"脑海"，容量巨大，潜力无穷，取之不尽，用之不竭，是个永远装不满的知识仓库。

经过科学家研究，我们的大脑细胞一生只动用了 3%～5%，一生勤奋用脑的人也就动用了 10% 左右，就算是世界上著名的科学家爱因斯坦，善于运用两个脑半球的人，也只动用了大脑细胞的 17%，绝大部分还没有动用。所以说，人脑的潜力是非常大的。有的医学家说：假如把人的大脑功能开发出一半，就可以掌握几十门外语，可以攻下 12 个博士学位，可以掌握百科全书的知识。可见，不断加强脑力训练，对开发大脑功能至关重要。现在我们不少同志说自己老了，不行了，还有一些人不想记了，说什么"人老皮肉松，记啥也不中"。这是自我颓废的表现，新的科学研究成果证明了这些论调是消极的，是缺乏科学依据的。《新英格兰医学杂志》刊载了乔治·华盛顿大学医学院对大脑的研究成果：老年人的大脑比人们普遍认为的更具可塑性。如果你是 60 岁、70 岁或 80 岁，你也正处于人生的较好阶段，应当勤奋学习，善于动脑，积极作为，不负人生的美好年华。不可否认的是，随着年纪的增长，人的记忆力有所下降，但下降速度很慢。科学家经研究认为，如果 18 ~ 35 岁记忆力为 100%，那么 36 ~ 60 岁记忆力下降为 90%，61 ~ 85 岁记忆力仍有 85%。18 世纪法国自然学家拉马克提出：大脑越用越灵，越用越发达，越不用越衰退。只要勤奋学习，加强脑力训练，就可以在一定程度上减轻记忆力下降的负面影响。

二 中老年人脑力训练的 5 个方法

人脑的衰老是符合生物界发展规律的，但是保护大脑、延缓衰老也是完全可以做到的。

第一个，加强体育锻炼，对神经系统，尤其对大脑功能的增强，有很重要的作用。人的大脑是个总指挥，它需要最多，贡献最大，不仅需要营养，还需要大量氧气。据测定 100 克大脑组织每小时需要氧气量为 200～280 毫升，而同样重量的肌肉组织每小时需要氧气量为 18～28 毫升。大脑的重量只占身体重量的 1/50，但大脑需要的氧气量却占 1/5，尤其勤奋用脑，更需氧气。所以，要到空气新鲜的公园、原野、林带、海滨等地方运动。这些地方，空气新鲜，负离子也多。负离子又叫"空气维生素"，具有杀伤细菌、病毒等微生物的作用，并具有调节神经系统和心理活动，消除紧张、疲劳，降低血压，改善呼吸，增加人体合成代谢等作用。人体的正常需要为空气中每立方厘米含有 1 000～1 500 个负离子，但实际情况是负离子在室内空气中每立方厘米仅有 40～50 个，户外绿地有 100～200 个，郊外公园有 700～1 000 个，森林地带有 2 000～3 000 个，湖滨海滩有 1 万个，原始森林有 10 万个以上，这也是海滨、林区长寿老人多的原因之一。

第二个，坚持学习是加强脑力活动的重要方法。人一定要学习，大脑一定要做体操，学习是脑细胞体操。要不断地学习新知识，尤其学习外语是锻炼大脑各项功能最好的一种手段。心理学家认为，人的学习能力并不会因为年龄增长而下降。人的学习能力 30 岁以前是上升的，30～50 岁是平稳的，50 岁以后开始下降，到 60 岁还有青年时期学习能力的 90%，70 岁还有青年时期学习能力的 70%～80%。不少爱好学习、一生勤奋用脑的人，记忆能力和学习能力都很强。我国著名的百岁人口学家、老年学奠基人邬仓萍教授，为我国"健康老龄化、积极老龄化"事业作出了突出贡献。99岁生日时他向为他祝寿的中国老年保健协会新时代活力长者工作委员会的同志动情地讲："人到老年，很重要的就是要不断学习，要不断锻炼自己的大脑，保持自己的智力水平。我过去给自己定下目标，每年出一本书，最近改为两年出一本，但我一直坚持学习，每天看信息，查资料，思考新问题。现在我经常为别人出版的书写序。这些过程都是我锻炼自己大脑、保持智力水平的好机会。所以，我也不会觉得很辛苦。"可见，老年人只要科学用脑，勤奋学习，依然可以焕发出智力的光辉，为社会作出贡献。

第三个，保护大脑要有良好的情绪。现在有研究发现，人的情绪不好会大量伤害脑细胞。一个人如果情绪不好、心境恶劣、长期压抑，大脑神经细胞会高于正常几十倍甚至几百倍地死亡。痴呆就是脑细胞死亡30%～70%的结果，所以，为了我们的大脑，必须保持良好的情绪。防止痴呆的关键，就是让神经细胞活跃起来，多用手脚劳动，多用嘴巴说话，多看外部世界，多听外部的声音，多接收外部的信息，尤其要坚持学习。这些都是刺激神经细胞，增强大脑功能的有效措施。

第四个，不要人为地伤害大脑。要注意科学用脑，过分劳累会伤脑，生气会伤害大脑，营养不足也会伤害大脑。例如，吸烟、酗酒会伤害大脑。吸烟的人，在点燃吸入6秒钟后就有毒性物质跟随血液进入大脑，伤害大脑。关于吸烟，请记住，不要人为地伤害别人，也不要接受别人的伤害，别人吸烟你离远点儿，因为被动吸烟，不管二手烟、三手烟，都会使身体受到伤害。喝酒伤害大脑，喝酒厉害的人，尤其长期过度饮酒的人，认知能力会受到损害，记忆力也不好，最后可能会导致酒精性痴呆。把饮料当水喝也会伤害大脑，有一位8岁小男孩，因脑肿胀住院，他家是做饮料批发的，他从来不喝白开水，把身体喝坏了，导致了脑损伤。为什么饮料会损伤大脑？有一种说法是因为饮料中的防腐剂——苯甲酸（盐）引起了慢性苯中毒，对儿童的神经系统造成损害，使大脑萎缩，脑沟加深，脑裂增宽，大脑两半球明显分离，脑脊液增多，大脑体积比正常人小得多，脑萎缩程度相当于60岁患脑萎缩的老年人，所以男孩会出现头晕、心慌、手麻、手抽筋、健忘等症状。

第五个，重视脑营养。营养对改善脑细胞、增强脑功能具有决定性作用。大脑营养学，是一门新兴学科。墨西哥营养学家克拉毕欧托最先指出："低营养不仅影响大脑的发育，阻碍情绪和动作的形成及智力的发展，还会使大脑产生严重的缺陷。"人的大脑结构特殊、功能特殊、营养特殊。营养对中老年人的大脑健康和认知功能有重要影响。大脑中的神经细胞、神经胶质（神经细胞之间的网状支架）的发育、更新及正常功能的维持需要多种营养素，因此必须摄入充足营养才能保证大脑维持正常功能。随着年龄的增长，老年人的大脑会出现营养不良乃至脑萎缩等问题，加强老年人的脑营养显得更加迫切和重要。

三　大脑细胞需要摄入 8 种营养

综合多项研究资料，我认为人的大脑细胞需要摄入 8 种营养，包括脂肪、蛋白质、糖类、钙、维生素 A、B 族维生素、维生素 C 和维生素 E。人的大脑相当于一座大楼，这些营养就等于 8 根支柱，缺一不可。

（1）脂肪：对于大脑而言，脂肪是较重要的营养成分，脑细胞中脂肪占 60%，大脑中所需要的结构脂肪和蛋白质，在动物和植物的细胞中广泛存在。

（2）蛋白质：是人体生命活动的基础物质，没有蛋白质就不能形成人体的组织和器官，脑细胞中蛋白质占 35%，大脑的功能与蛋白质密切相关。有学者用低蛋白饮食喂养怀孕的母鼠，结果生下来的小鼠体重较正常小鼠轻23%，脑神经细胞数量少20%～30%，脑的结构异常，行动迟缓，记忆力差。

（3）糖类：糖是脑神经细胞唯一的能量物质，一个成年人每日需要116～145克糖才能满足大脑的需要。假如糖原供应不足，长期处于低血糖状态，脑细胞将发生不可逆的变化，如果大脑中糖的供应中断超过6分钟，人就会丧失意识。

（4）钙：是人体不可缺少的营养素，具有调节睡眠质量以及稳定神经的作用。

（5）维生素A：有促进大脑发育的作用，同时也可以促进皮肤黏膜的形成，使眼球的功能正常，避免出现夜盲症等。如果长期缺乏维生素A就会导致大脑发育迟缓，也会影响智力。

（6）B族维生素：是维生素中的一大类，包括维生素B_1、维生素B_6、维生素B_{12}等。B族维生素对大脑的作用和功效表现为，维生素 B_1 可促进人体对葡萄糖的利用，保证大脑功能，进而增强记忆力；维生素 B_6 参与大脑神经传导介质的合成，可使人保持良好情绪，精神集中，进而增强记忆力；维生素 B_{12} 具有强化神经系统的功能，亦可增强记忆力，对婴儿期的脑细胞发育和细胞再生有非常重要的作用。

（7）维生素 C：是大脑保持反应敏锐的必需物质，可以清除自由基对脑细胞的损害，抗老化、消除疲劳、提高记忆力。

（8）维生素 E：是保持脑细胞活力的物质，能防止脑细胞膜老化、过氧化，有极强的抗氧化作用，可预防脑疲劳，同时也有提高记忆力的作用。

我们了解了大脑细胞需要营养，就要懂得吃富有营养的健脑食物。那么，哪些是富有营养的健脑食物？我们通常讲的小米、玉米、黑米、粗粮、杂粮等都属于健脑食物，而精白米、精白面，还有精白糖、精白油（动物油）都是不利于大脑的食物。中老年人健脑，应摄入营养丰富的全谷物类，每天应该吃一顿粗粮。中国营养学会建议，每天最好能吃 50 克以上的粗粮，有利于避免肥胖和糖尿病，还有蔬菜、水果、瘦肉、豆制品、鱼、蛋类，硬壳食物如花生、瓜子、核桃、芝麻也都是健脑食物，要经常吃，量不宜多，但要坚持。经常吃深海鱼，也可以健脑，但被污染的鱼不能吃。

第八章
饮食营养是生命之源，健康基石

一 合理饮食是保证身心健康的物质基础

食物是人类赖以生存的必需要素之一，人之所以能工作、生活、思考并维持生命，都是依靠食物的供给，所以讲"民以食为天"。李时珍说："饮食者，人之命脉也。"

合理饮食是健康的基础，不仅可以满足我们每天生理需要的营养素，而且有利于健康自我管理和慢性病的预防。在社会发展进步和生活条件大为改善的今天，"吃好"还关系到儿童的生长发育、成年人的健康、中老年人的长寿等。全国统计数据显示，我国仍存在特殊人群的营养不良，因膳食不合理造成的肥胖、高血压、2型糖尿病等慢性疾病仍然高发。这些问题无论对个人还是社会，都造成了巨大的健康和经济负担。因此，如何"吃好"不仅是健康自我管理的核心内容，更是促进全民健康的基础。

合理饮食，主要指营养均衡。我国著名营养学家蔡同一教授指出：营养是健康之本，生命在于营养，没有营养，生命停止，可见营养对饮食健康的重要性。那么，什么叫营养？营养是摄取、消化、吸收、利用、排泄以维持生命的整个过程。不是吃好就是营养，是整个过程都好，营养才好。人体需要6种营养素，人体的每个细胞都是由6种营养素组成的。6种营养素分别是糖类、蛋白质、脂肪、矿物质、维生素和水。6种营养素，用以维持人体的消化、吸收、排除代谢废物等基本功能。能量由三大营养素提供，糖类提供热量的60%～65%，脂肪提供热量的20%～30%，蛋白质提供热量的10%～15%，糖类主要由主食提供，蛋白质是生命之砖；生理功能靠矿物质、维生素、水来维持。这6种营养素缺一不可，一定要做到平衡膳食。除此之外，人体的营养素还有膳食纤维，也比较重要。

什么叫平衡膳食？如何做到平衡膳食？

平衡膳食是指按照不同年龄、身体活动和能量需要设置的膳食模式，这个模式推荐的食物种类、数量和比例，能最大程度地满足不同年龄阶段、不同能量水平和健康人群的营养与健康需要。平衡膳食是各国膳食指南的核心观点，"平衡"指人体对食物和营养素需要的平衡，指能量摄入和运动消耗的平衡。平衡膳食强调了日常饮食中食物种类和品种丰富多样，能量和营养素达到适宜水平，注意避免油、盐、糖的过量等多项内涵。

合理营养是健康的物质基础，而平衡膳食又是合理营养的根本途径。吃多少食物膳食才平衡，才算够？2022年，在国家卫生健康委员会委托和指导下，由中国营养学会修订，正式公布的

《中国居民膳食指南（2022）》，为我们科学地、全面地回答了这一问题。该怎么吃，看《中国居民平衡膳食宝塔（2022）》，便可一目了然。

平衡膳食宝塔共分 5 层，包含我们每天应吃的主要食物种类。宝塔各层位置和面积不同，在一定程度上反映出各类食物在膳食中的地位和应占比重。

谷类、薯类及水位居底层，每人每天应吃 200～300 克谷类，其中包含全谷物和杂豆 50～150 克；水 1 500～1 700 毫升。

蔬菜类和水果类占据第 2 层，蔬菜类每人每天应吃 300～500 克，水果类每天应吃 200～350 克。

动物性食物位于第 3 层，主要包括鱼、禽、蛋类和瘦肉，每人每天应吃 120～200 克，每周至少吃 2 次水产品，每天吃 1 个鸡蛋。

奶及奶制品、大豆及坚果类占第 4 层，每人每天应吃奶及奶制品 300～500 克，大豆及坚果类 25 ~ 35 克。

盐、油位于第 5 层塔尖，每人每日食用盐 < 5 克，摄入烹调油 25 ~ 30 克。

为了实现合理营养，平衡膳食，使广大居民朝着智力更高、身体更壮、寿命更长的方向发展，《中国居民膳食指南（2022）》推荐了"8 条膳食准则"：第一，食物多样，合理搭配。第二，吃动平衡，健康体重。第三，多吃蔬果、奶类、全谷、大豆。第四，适量吃鱼、禽、蛋、瘦肉。第五，少盐少油，控糖限酒。第六，规律进餐，足量用水。第七，会烹会选，会看标签。第八，分筷分餐，杜绝浪费。我们应当认真对照，自觉执行，学会平衡膳食，养成科学的饮食习惯。

二 中老年人科学膳食四原则

中老年人由于机体形态与功能发生了一系列

变化，对于食物营养的需求有其特殊之处，为了适应这些变化就应供给符合科学要求的平衡膳食，营养平衡对于中老年人的健康长寿起着重要作用。

第一，合理搭配原则。①粗细搭配，主食以细粮为主，适量多吃粗粮，粗粮、细粮按 1：4 比例，每天至少吃 50 克粗粮；②荤素搭配，按 3：7 比例，以素为主；③干稀搭配，先稀后干，"饭前喝汤，苗条健康，饭后喝汤，又肥又胖"；④生熟搭配，适量吃生的蔬菜、水果，但要注意卫生。

第二，两低、三高、四少原则。两低，即低脂肪、低热量。动物脂肪要少，尽量选用植物油，且量不宜多。主食不能多吃，若一天多吃一个馒头，一个月可多长 1 斤（1 斤 = 500 克）脂肪。

三高，即优质蛋白含量高、含钙量高、纤维素含量高。①优质蛋白：能维持生命，修复组织。通常我们靠肉、蛋、奶、鱼、豆类提供优质蛋白，约占 50%；普通蛋白则靠粮食补充，其中，大米占 7.3%，小麦占 10.7%。②含钙量高的食物：随着年龄的增长，中老年人体力活动逐渐减少，吸收钙的能力也随之降低，容易造成骨质疏松症，含钙量高的食物是补充钙的最好来源，奶和奶制品是中老年人最理想的食品，每日饮用 1～2 杯牛奶（不少于 500 克），能满足机体对钙质的需求，预防骨质疏松症。除此之外，虾皮、河蚌、蛋黄、酥鱼、骨粉、海带、芝麻酱、各种深绿色叶菜类蔬菜、大豆及豆制品含钙也很丰富。③高纤维素：中老年人容易便秘、胃肠功能紊乱，建议多吃含有膳食纤维的新鲜蔬菜、水果，一天争取摄入 25～30 克纤维素，增加胃肠蠕动，可防治便秘。

四少，即少油、少盐、少糖、少辛辣味品。按照《中国居民膳食指南（2022）》要求，每人每天摄入烹调油 25～30 克，食用盐 < 5 克，控制添加糖不超过 25 克。

第三，细嚼慢咽的原则。健康人每人每天产生 1 000～1 500 毫升的唾液，口腔有三对唾液腺，即腮腺、舌下腺、颌下腺，吃饭是产生唾液的重要时刻，通过咀嚼把食物嚼成食糜，再和唾液一起经食管进入胃中。中老年人吃饭每口要嚼 30 次以上，这样吃饭有 4 大好处：①不易得胃病；②营养的吸收率高；③防止肥胖，细嚼慢咽是吃不胖的秘诀；④更聪明。所以，吃饭一定要细嚼慢咽。

第四，早吃好，中吃饱，晚吃少。这可以说是营养学的一个常规原则。根据国人的饮食习惯，主要吃好一天三顿饭。早饭等于吃补药，是一天当中最重要的一顿，要认真吃好营养早餐。中老年人也如此，为什么早上一定要吃好？因为人体需要的能量主要来自糖类。早上起床后，约 12 小时没有吃任何食物，胃处于空虚状态，血糖降低，不吃早餐或进食质量不高的早餐，马上投入紧张工作，大脑和肌肉要大量地消耗糖，于是血糖水平继续下降，体内没有足够的血液可供消耗，人就会感到倦怠、疲劳、反应迟钝、暴躁、易怒。

那么，如何吃好早餐呢？根据营养均衡的原则，食物可分为五类，即谷薯类、蔬菜水果类、动物性食物、奶豆类、油盐类。如果早餐中包含以上五类，称得上是营养充足且理想的早餐，若有四类或三类则是较好的早餐，若只有其中的两类或单纯的一类，则是较差的早餐。科学合理的早餐应该富含营养和水分，首先要有适量的蛋白质和脂肪，如鸡蛋、豆制品、瘦肉、花生等，这样不但可使食物在胃里停留时间较长，还能使人一上午精力充沛。为什么还要吃一点儿蔬菜和水果呢？这不仅是为了补充水溶性维生素和纤维素，水果、蔬菜中还含有钙、钾、镁等矿物质。

中吃饱。中老年人在午餐（即中餐）时可适量进食，多摄取蛋白质、维生素和矿物质等营养素，在严格控制油和糖的情况下，可适量摄入新鲜蔬菜、豆腐、鸡肉、鱼类、粗粮等。

晚吃少。中老年人晚餐过于丰盛和油腻很容易影响消化系统和睡眠。晚餐吃得太多、吃得太好、吃得时间太长、吃得太晚，营养比例会严重失调，带来的是普遍肥胖。所谓肥胖生百病，肥胖易患癌症，肥胖本身就可以说是一种疾病。正如世界卫生组织前总干事中岛宏所说："现代病的主要原因是丰盛的晚餐，迷人的烟酒，懒惰舒适的生活，这是百病之根。"中老年人的晚餐应以清淡、易消化的食物为主，并且注意控制量。尽量选择易于消化的食物，如米饭、面条、蔬菜、鱼肉、豆腐等，避免油腻不易消化的食物。此外，晚餐要早些吃，不宜太晚，最佳时间在18：00左右。晚餐后4小时内别睡觉，这样可以使晚餐的食物得到充分消化。

总之，早上吃好，中午吃饱，晚上吃少、吃早，一天营养收支平衡，可以防止肥胖和多种慢性病。换句话说，应该做到"皇帝的早餐，大臣的中餐，叫花子的晚餐"。中老年人更应掌握好吃的原则，做到早上、中午进食八九成，晚上六七成。

三 中老年人保健食品购买与摄入有讲究

（一）保健食品的定义及特点

讲食品营养健康，不能不提及保健食品。早在 1996 年 3 月 15 日，卫生部对我国保健食品提出了一个明确概念：保健食品系指表明特定保健功能的食品，即适宜于特定人群食用、具有调节机体功能、不以治疗疾病为目的的食品。2016 年 7 月 1 日起正式施行的《保健食品注册与备案管理办法》严格定义：保健食品是指声称具有特定保健功能或者以补充维生素、矿物质为目的的食物，即适宜于特定人群食用，具有调节机体功能，不以治疗疾病为目的，并且对人体不产生任何急性、亚急性或者慢性危害的食品。

根据保健食品的定义，保健食品应当具有以下特点和要求。

（1）保健食品必须具备食品的基本特征。《中华人民共和国食品卫生法》中明确规定：食品是指供人食用或饮用的成品和原料以及按照传统既是食品又是药品的物品；食品应当无毒、无害，符合应当有的营养要求，具有相应的色、香、味等感官性状。保健食品应该具备上述要求和特点。

（2）保健食品具有特定的保健功能，使之与普通食品相区别。保健食品有明确的、有针对性的、经科学验证的保健功能，这是普通食品所不具备的。

（3）保健食品适用于特定人群食用。食品提供人们维持生命的营养素，是男女老幼皆宜的，而保健食品由于具有调节人体的某一个或几个功能的作用，对于多数该项功能良好的人，食用这种保健食品就没有必要，甚至食用后还会产生不良反应。所以，不能随便食用保健食品。

（4）保健食品是以调节机体功能为主要目的，而不是以治疗为目的，这点与药品不同。应该强调的是，保健食品即便在某些疾病状态下可以使用，但也只是辅助作用，不能代替药物的治疗作用。

（5）保健食品的界定，不仅需由规定的单位进行功能评价及其他检验，而且必须经地方食品药品监督管理部门审核同意后，报国家相关部门审批。

（二）中老年人怎样选购保健食品

中老年人是保健食品的主要消费群体，保健食品多为中老年人开发。中老年人购买与摄入保健食品有讲究，需注意以下几方面。

（1）针对自身需求选择保健食品。每个人的身体状况、营养需求都是不同的，因此选择保健食品应以个人实际情况为出发点。例如患骨质疏松症的中老年人可以选择含有维生素 D 和钙的保健食品；心脑血管疾病人群可能需要补充 ω-3 脂肪酸；而对眼部保健有需求的中老年人，叶黄素和玉米黄质可能是一个不错的选择。

（2）不能把保健食品当药品对待。保健食品是食品的一种，可以调节人体功能，适用于特定人群，但是绝不能当作药品对待。保健食品是介于食品和药品中间的一类产品，有些成分是药食同源的中草药，可能会有某种治疗功效，但当作药来吃是不行的，它代替不了药物对人体疾病的治疗作用。保健食品的主要作用在于补充、调理、预防，而不是治疗。

（3）注意保健食品产品质量。购买产品时，应选择信誉良好，有相关质量保证的品牌。认真阅读说明书，弄清产品标签，查看产品成分、功效、使用方法及注意事项等信息。

（4）理性看待广告宣传。一些保健食品广告往往会使用夸张和不准确的语言来宣传产品的效果，例如声称能够"治愈"某些疾病，或者提供有效果的个例，使少数治病心切的老年人上当受骗，这一情况应该引起中老年人的警惕。建议老年人先认真查看产品标签，看是否有"保健食品"蓝色标识，俗称"蓝帽子"，也叫"小蓝帽"；看生产单位和批准文号，看"适宜人群"与"不适宜人群"，如果没有这些字样，保健产品肯定有问题。为了防止受骗，购买质量有保证、有一定功效作用且价格合理的保健食品，建议老年人应该咨询医师或药剂师的意见，查看产品的成分列表和标签，警惕过度宣传的标语；查看第三方评估，了解潜在的负面效应；查看科学研究，了解批准状态，并警惕价格过高的产品。如果老年人遵循这些建议，将有可能避免被虚假宣传。

第九章
情绪乐观活百岁

一 做好情绪管理是身心健康的灵丹妙药

心理健康是健康的核心，而情绪健康又是心理健康的重要标志，因为情绪是人们生命的指挥棒。一个人能够经常保持积极、稳定、乐观的情绪十分重要。乐观情绪是身心活动和谐的象征，不良情绪是引起身心疾病的重要原因，做好情绪管理是身心健康的灵丹妙药。

（1）情绪乐观活百岁。我国古代就重视情绪对心理的作用。如《黄帝内经》中指出："心者，五脏六腑之主也……故悲哀愁忧则心动，心动则五脏六腑皆摇。"古人讲的"心"，不是单指心脏，也包含大脑的神经活动（即心理活动）。故任何情志的失调都可伤心，心伤则会引起其他脏腑功能失调。现代科学也进一步证明，情绪可以通过大脑影响心理活动和全身的生理活动。乐观情绪可以使人体神经系统、内分泌系统的自动调节作用处于最佳状态，有利于促进身体健康，促进人的感知、记忆、想象、思维、意志等心理活动。国内外许多科学研究都指出，长寿老人的最大特点之一，就是具有乐观的情绪，他们胸怀宽广、性格开朗、乐观、从容、温和。湖北省曾对本省88名百岁老人进行调查，发现积极开朗型45名，占51.2%；安静温和型39名，占44.3%；孤僻忧郁型4名，占4.5%，这4位老人虽孤僻、忧郁，但自控能力强，因此也能长寿。

（2）情绪不好百病生。有医学家认为，在一切对人不利的影响中，最使人短命夭亡的，是不好的情绪和恶劣的心境。这种情绪和心境如不及时调整，长期压抑，可以使人生病，甚至致癌、致死。我国心理学家对高血压患者的研究表明，高血压患者发病前有不良的个性和情绪者占74%。美国某医院对500名胃肠疾病患者的调查显示，不良情绪引发疾病者也高达74%。从20世纪30年代开始，美国约翰斯·霍普金斯大学就对5 000人进行过社会调查，发现配偶死亡、离婚、大病和与上级关系不好，与心源性猝死（如心肌梗死）、意外事故、结核病、糖尿病、白血病的发生有显著关系。

（3）不良情绪是癌症的"促活剂"。不少医学专家和心理学家越来越重视情绪和癌症的关系，认为人的情绪直接影响恶性肿瘤的产生与发展。癌症往往是精神因素和其他内因与外因交织在一起而发生的结果。早在1893年就有一位美国医师整理了250份癌症患者的资料，发现其中156例在患病前有过严重的精神创伤。国内也有研究显示，81.2%的癌症患者，患病前都有负性生活事件，得出的结论是"压抑情绪容易患癌"。我国在对食管癌进行普查后发现，食管癌患者中情绪不稳、个性暴躁者占 69%，也有研究曾发现子宫内膜癌、乳腺癌患者往往是在精神紧张、内分泌失调情况下发病的，因此认为不良情绪是正常细胞向癌细胞转化的"促活剂"。

（4）乐观情绪是战胜癌症的特效药。精神愉快，情绪饱满，营养充足，则内分泌功能正常，免疫功能增强，就能很好地发挥预防和消灭癌细胞的作用。国内曾经报道，原发性肝癌患者仅做剖腹探查术，并未做治疗而存活 17 年。有的乳腺癌患者经活检确诊后未治疗存活 18 年。

被誉为"中国抗癌成功第一人"的人民日报社资深记者、作家凌志军，在 2007 年，正当他的事业蒸蒸日上的时候，突然厄运降临，被确诊为肺癌晚期，癌细胞已经扩散，肝、颅内均出现了不同程度的癌细胞转移。按照医学诊断最多活 3 个月。但青年时当过兵，经受过艰苦磨炼的他并未因此而绝望，反而迅速振作，同意手术，切除了最严重的位于左肺的肿瘤，而后开始尝试用

一些自然的方法恢复自己的体能：他每天步行 5
公里、晒日光浴、深呼吸，除此之外，从饮食和
起居习惯开始，重启了自己的生活，他积极调整
心态，主动将生活节奏舒缓下来。他就是这样充
满信心，用自己独特的方式同病魔斗争，不断取
得奇迹。2012 年，距离他查出癌症 5 年，在复查
时，癌胚抗原处于正常范围，颅内病灶几乎完全
消失，肺部和腹部未见新的异常。抗癌成功后，
他重新回归创作，并写下了《重生手记》记录了
自己的抗癌经历，让更多的癌症患者能够理性地
看待疾病，战胜疾病。

所以，要想成为身心健康的人，特别要重视
对情绪的调控，既要克服不良情绪对自己的伤
害，更要保持和培养乐观的情绪。

关于调控不良情绪，我总结了以下 5 条法则。

第一，能量排泄法。各种不良情绪会产生一
种能量，它会不断地积累，应及时宣泄，否则积
累时间越长，后果越严重。对不良情绪所产生的

能量可用各种办法加以调整。例如，当生气和大怒的时候，可以拿起锄头到地里锄地，可以到外面跑步，也可以到空旷地大吼几声，这些简单方法都可以把怒气排泄出来。不良情绪的排泄，还有一种有效的办法，就是在过度痛苦和悲伤的时候，不妨大哭一场。哭也是一种释放能量、平衡情绪的方法。

第二，语言暗示法。语言是人类特有的高级心理活动。语言暗示对人的心理乃至行为都有着奇妙的作用。当不良情绪要爆发或压抑的时候，可以通过语言的暗示作用，来调整和放松心理上的紧张状态，使不良情绪得到缓解。达尔文说过："人要是发脾气就等于在人类进步的阶梯上倒退了一步。"古希腊哲学家毕达哥拉斯说过："愤怒是以愚蠢开始，以后悔告终。"清朝民族英雄林则徐脾气很大，他为了控制自己的怒气，在中堂专门挂了"制怒"两字的大条幅，以便随时提醒自己。所以，凡事还是适当掌握好分寸，这样可以防止不良情绪的产生。

第三，请人疏导法。心理学家认为，人的情绪受到压抑时，应当把心中的苦恼倾诉出来，尤其是性格内向的人，只靠自我控制、自我调节是不够的。可以找到亲人、知心朋友、好心人、明白事理的人或自己信赖又善于开导人的人，把自己的心事向他倾诉，求得帮助和指点。尤其遇到严重的疾病或人生的不幸时，更需要别人的开导和安慰。

有一次我在陕西某大学做《青春与健康》的报告。报告结束时有一位学生流着热泪对我说："万教授，你救了我，让我没有走上犯罪的道路。"原来这个学生是班上的团支部书记、武术队长，但脾气不好，打过人。学校评选优秀班干部，有4位同学带头写匿名信，发动大家不投他的票，导致最后落选。他想不通，连续半个月吃不下饭，睡不着觉，听不进去课。他的心理变化由不满、气恼、愤怒、大怒、暴怒到狂怒，最后想恶性报复。正好那天晚上 7 点我给全校师生做报告，10 点结束。当听我讲到人要有广阔的胸怀时，引用了法国作家雨果的名言："世上什么最宽广，最宽广的不是海洋，不是天空，不是宇宙，比海洋、天空、宇宙更宽广的是人的胸怀""干大事要有大胸怀""人要记恩不记仇""滴水之恩，涌泉相报"……这些名言，如惊雷贯耳，使这名青年学生幡然悔悟，立即打消了不好的念头，真是"一语惊醒梦中人"。他感到错了，所以特意来感谢我。这就是请人疏导法的实际案例。

第四，自我激励法。自我激励是人们精神活动的动力之一，是心理健康的人常用的一种方法。自我激励就是在遇到困难、挫折、打击、逆境、不幸而痛苦时，善于用坚定的信念、伟人的言行、英雄的榜样、生活的哲理来安慰自己，由此产生一种力量同痛苦作斗争。

著名的经济学家、教育家、人口学家马寅初

先生的生活信条是"碎骨粉身不必怕，只留清白在人间"。他在国民党反动统治时期被关进集中营，后受批判被免去职务20年之久，在41岁时又得了直肠癌。其人生道路崎岖坎坷，但他不断激励自己，依然为社会主义事业作出了卓越贡献，度过了他光辉的百岁人生。中国革命家和教育家，被尊为"延安五老"之一的徐特立也讲过："人生就是由一连串不幸和痛苦的念珠组成的，乐观的人是笑着把这串念珠数完的，所以只有乐观的人，才能克服苦恼，战胜不幸。"有哲学家说："一个人最大的敌人是自己，最大的胜利是战胜自己。"

第五，完善个性法。在现实生活中，克服不良情绪，养成良好的性格至关重要。对于人的性格，心理学家有多种划分方法。

美国著名心脏病学家查尔德曼和医学家罗森在20世纪60年代对人的性格进行了研究，把人的性格分成A型和B型两大类。A型性格的主要特征：争强好胜，急躁易怒，行动敏捷，生活节奏快而紧张，个性强，好冲动，一件事未办完，又忙于做另一件事，常常为自己制订一些过高的计划，属于外向型。B型性格的主要特征则和A型性格相反，态度随和，行动缓慢，不争强好胜，安静沉默，谨慎从事，属内向型。心理学家发现，A型性格的人冠心病发病率高。从临床表现看，高血压、心绞痛、心肌梗死、心律失常患者中，A型性格多见，B型性格则较少。

为什么A型性格的人冠心病患病率高呢？因为A型性格的人，大脑皮质的兴奋性增强，交感神经处于长期的、反复的兴奋状态，使供应心脏的血管——冠状动脉长期反复地紧张收缩，这样，一方面直接影响心脏的供血，另一方面使冠状动脉血管的内皮细胞受损，这是导致冠状动脉粥样硬化的病理基础，同时受损的血管内皮细胞又引起前列腺素的分泌发生障碍，增加了血小板的黏附性和聚集作用，使血液的凝固性增强，从

而引起冠状动脉缺血，发生冠心病。另外，交感
神经长期过度兴奋，会导致儿茶酚胺分泌增多，
引起血压升高、心跳加快等，也是诱发冠心病的
重要原因之一。所以说，冠心病不完全是饮食结
构不合理、动物脂肪摄取过多造成的。

既然 A 型性格给人的健康和生命带来一定的
危害，那么怎样改变自己的 A 型性格呢？第一，
要充分认识到 A 型性格的缺陷。决心克服自己性
格中的弱点。第二，要树立信心，认识到自己性
格的弱点是可以改变的。第三，要对自己有正确
的评估，实事求是，制订自己的奋斗目标时留有
余地，不要好高骛远。第四，要注意发扬民主，
平等待人，要善于倾听别人的意见，多用商量的
口吻和别人讲话。第五，多找 B 型性格的人交朋
友，以对方作为性格安静、随和等行为方式的学
习模板。第六，做安静、放松的锻炼，使大脑安
静，脑与全身均处于松弛状态。这方面最好的锻
炼方法是中医气功，可向专业人士学习，每天做

1 次或 2 次，每次 30 分钟。它能使大脑排除杂念，达到有序化，从而保持最佳状态。

二 中老年人如何驾驭情绪，做情绪的主人

人不仅要健康地度过一生，还要愉快地度过一生，始终保持一种积极、向上、愉快、乐观的情绪，做情绪的主人。中老年人如何驾驭情绪，做情绪的主人？这里面也有很多学问。

（一）建立一个健康幸福的家庭

家庭是社会的细胞，是构成社会的基本单位，是个人进行活动的主要场所，是每个人健康成长的安乐窝、幸福港、加油站。所以，世界卫生组织提出"健康从家庭开始"。什么叫健康家庭？健康家庭有 8 个标准。

第一，家庭成员都有各自的业余爱好，能积极参加各项文体活动，有健康的体魄，保持标准

体重。

第二，家庭成员之间感情融洽，团结和睦，遇到困难齐心协力，共渡难关；遇到矛盾善于沟通，不急躁、不讥讽、不记仇。

第三，家庭成员人人平等，讲求民主，以理服人，长不专制，幼不骄横，都有充分的自由权、支配权和隐私权。

第四，夫妻感情融洽，相亲、相爱、互相关心，相濡以沫，夫妻生活美满和谐。

第五，家庭成员谈吐幽默风趣，文明用语，不说粗话，不用暴力，包括冷暴力，家庭充满笑声，充满轻松、活泼、和谐的气氛。

第六，努力学习现代科学知识，特别重视保健知识，家有藏书，订1~2份有关健康的刊物，懂得科学养生。

第七，了解营养知识，懂得科学饮食，做到平衡膳食，坚持分餐制，不挑食、不偏食、不少食、不饱食，会自我健康管理。

第八，讲卫生，改陋习，做到勤洗手，勤洗澡，室内勤通风，不随地吐痰，不随便乱扔果皮垃圾，不乱倒脏水，不随地便溺，不吸烟，不酗酒。

要建立和维持一个健康的家庭，重点要做好4种人的工作。

第一，尊敬老人。尊老爱老是中华民族的优良传统，只有懂得善待父母，敬重老人，才能不断地升华，去爱别人、爱社会、爱人类。百善孝为先，小孝治家，中孝治企，大孝治国。

第二，用科学的方法教育子女。子女决定家庭的未来、国家的未来。教育孩子主要是父母的责任、老师的责任，提高孩子的素质关键是提高父母和老师的素质。从小要让孩子热爱劳动，尊重劳动人民，不仅要成才，更重要是成人，学会做人。

第三，处理好婆媳关系。婆媳关系是家庭关系中的一个重要关系，处理好婆媳关系需要双方共同努力。儿媳应尊重婆婆，尽量为婆婆着想。婆婆要关心、爱护儿媳，一有矛盾，多沟通、多理解、多包容，才能达到和谐相处的目的。

第四，夫妻和谐。这是家庭健康的根本。恩爱的夫妻要做到"互敬互爱，互信互帮，互慰互勉，互让互谅"。这是周恩来和邓颖超同志提出的恩爱夫妻的"八互"原则，是我们学习的榜样。

（二）学会风趣幽默

人要想生活得愉快，不妨学点儿幽默。列宁说过："幽默是一种优美的、健康的品质。"幽默往往是有知识、有修养的表现，是一种高雅的风度。幽默感是情商的重要组成部分。幽默感是只能意会、不能言传的心理感应，它会帮助人打开紧锁的眉头，忘却生活中的烦恼。善于用幽默的眼光看待生活的人，无论在哪里都能找到生活的乐趣。有了幽默感，就会表现得自信和镇定，可以处理许多令人不愉快的事情，欢快情绪就能随时陪伴自己。

当然，不可能人人都成为幽默家，但开开玩笑，说说笑话，也是一种风趣，是对生活十分有益的调节剂，也是对身心健康大有好处的娱乐。假如一个家庭、一个单位有两位善开玩笑、诙谐幽默的人，大家将会享受到莫大的乐趣，所以"笑星"的确是不可多得的"宝贵财富"。如果在交往中，掌握了幽默技巧，就可以很好地调节生活，甚至改变人生，使生活充满欢乐。

（三）笑口常开

笑是一种良好情绪的反映和心理健康的表现，也是一项重要的生理功能。

笑对改善人的状态有何好处？能够起到疏解压力的作用，有止痛的效果，还有助于促进食物的消化和吸收，也可以促进肺功能，因此，平时要保持良好的心情，尤其是在心情不好或精神压力过大的情况下，可以多笑笑，有助于缓解不良情绪，还可与朋友进行沟通、交流，能够使心情愉悦。

（四）要有知心朋友

要广交朋友，尤其要有几个知心朋友。古人说："三人行，必有我师焉。"鲁迅说："人生得一知己足矣，斯世当同怀视之。"爱因斯坦说："世界最美好的东西，莫过于有几个头脑和心灵都很正直、严正的朋友。"有几个朋友能亲密相处，得到正直的友谊和真诚的关心，能使心理上产生由衷的喜悦，享受莫大的快乐。

当今社会已进入信息时代，信息网络固然重要，而朋友的网络更为重要。朋友给你温暖，给你力量，给你榜样，一个人的逐步成长，一个人的事业成功，没有朋友的支持和帮助是难以想象的，友谊是资源，是无形资产，是宝贵财富，要善于和各个层次的人交朋友，尤其在人生的每个阶段，都要交几位知心朋友，找品德高尚的好人、能人，交知心朋友。

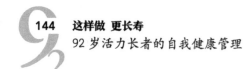

（五）保持心理永远年轻

心理学试验证明，许多衰老是由自己的心理状态造成的。比如，有的人一下岗，就认为自己老了。有的女性到40岁，就认为自己人老珠黄了。有的人一出现白头发，就对着镜子感叹万分："老了，老了。"甚至有的人离退休后便感到自己的人生快走到终点了，希望只能寄托在子女身上。这种心态，将会加速衰老过程，甚至出现恶性循环，乃至发生严重的后果。人很多时候是自己把自己"想"老的，而且越"想"越老，渐渐就会老态龙钟、老气横秋、倚老卖老。与此相反，假如一个人认为自己不老，并积极采取措施与衰老作斗争，则衰老进程就会缓慢得多。

三　中老年人的睡眠与情绪调节尤为重要

营养、锻炼和睡眠是构成健康的三要素。如

果没有足够的睡眠，只有营养和锻炼，则不能持久，甚至还要付出代价。充足的睡眠对人体健康有很多好处：①提高免疫力。当机体受到感染时，会产生与睡眠有关的化合物——胞壁酸，这种物质除了诱发睡眠外，还可增强抵抗力，促进免疫蛋白的产生，因此睡眠好的患者一般病情痊愈也快。②消除疲劳。睡眠是最好的消除疲劳的方法，一般越是劳累的人，入睡的时间越快，且在睡着后不易被打扰。③美容。睡眠是便捷、省钱的美容方式，入睡时，皮肤血管完全开放，血液充分到达皮肤，进行自身修复和细胞更新，起到美容的效果。

睡眠不足，不仅影响工作，而且危害健康。根据美国癌症学会对 100 多万人的调查发现，每天睡眠时长少于 7 小时者死亡率比平均睡眠时长达 7 小时者高。

睡眠对人的情绪影响很大。睡眠不足可能伴有紧张不安、焦虑、情绪低落、脾气暴躁、注意力不集中，经常因为小事和人争吵；睡眠不足，还可能使人产生严重的焦虑和抑郁现象。反过来，焦虑症、抑郁症等情感障碍也可能会导致睡眠不足，这两者可以互为因果，有可能形成恶性循环。所以，一定要保证充足的睡眠，以免情绪受到影响。中老年人的睡眠与情绪调节尤为重要。中老年人随着年龄的增长，松果体的功能逐渐减退，中枢神经系统功能下降，导致睡眠结构发生改变，睡眠与情绪调节功能减退。中老年人躯体疾病多样，心脑血管、呼吸、消化、骨骼肌肉等系统的病变会引起胸闷、呼吸困难、肌肉骨骼疼痛等不适，形成心理负担，影响睡眠质量。中老年人，尤其是老年人容易有孤独感，特别是儿女不在身边、老伴疾病缠身或者先离世、自己身患多种疾病、家庭有经济负担等，都会导致老年人焦虑和抑郁，造成睡眠障碍。此外，他们的日常作息周期发生变化，白天活动少、久坐、睡得太多，导致夜间睡眠时间变短。中国睡眠研究会的统计数据显示，2021 年超过 3 亿中国人存在睡眠障碍，成年人失眠发生率高达 38.2%。各年龄段人群普遍存在因压力大而睡不好的现象，尤其在 26～45 岁的中青年群体中表现突出，42% 的老年人入睡时长超过半小时，失眠率高达 20%。睡眠障碍是一个需要人关注的大问题，不仅仅是那些患有失眠症的人，大多数中老年人都应给予重视。以下建议有助于促进睡眠。

（1）睡前洗个热水澡，以促进血液循环，可以快速而舒服地入睡。

（2）睡前尽量避免一些紧张的脑力劳动和剧烈的体力活动，因为它们会刺激大脑，使大脑处于兴奋状态，不易入睡。

（3）睡前最好不要看惊险的电影、电视节目，以免难以入睡或惊醒。

（4）入睡前不宜过量饮食，不宜饮用浓茶或咖啡等刺激性饮料。睡前过量饮食，会加重消化系统负担，引起大脑活跃，难以入睡；而茶、咖啡会刺激大脑，使大脑不易进入抑制状态，影响睡眠。

（5）睡眠姿势主张以右侧卧位、微曲双腿、全身自然放松为好，这样可以避免压迫心脏，使全身肌肉保持松弛，睡眠效果好。

第十章
让更多的人成为活力长者

一 科学、健康的生活方式是身心健康的重要原则

世界卫生组织前总干事中岛宏曾指出："世界上绝大多数影响健康和过早夭亡的问题都可以通过改变人的行为来防止，只要改变一下生活方式，死亡率可以降低50%。"

什么是生活方式？它同人体健康究竟有什么关系？

"生活方式"一词最早是19世纪中叶由马克思和恩格斯在他们的著作《德意志意识形态》中提出的。他们指出，在社会生产的每个时代，都有"这些个人的一定的活动方式，表现他们生活的一定形式，他们的一定的生活方式。"。据

此，我们可以把生活方式理解为：个人及家庭日常生活的活动方式，包括衣、食、住、行及闲暇时间的利用。1992 年，世界卫生组织在国际心脑保健会议上发表了著名的《维多利亚宣言》，把正确的生活方式概括为"合理饮食，适量运动，戒烟限酒，心理平衡"四句话，被称为"健康四大基石"。生活方式与健康的关系最为密切，首先，正确的生活方式可以预防各种疾病。世界卫生组织指出，不良的生活方式是 21 世纪引发人类疾病的主要原因之一。临床医学也指出，不吃早餐的人比坚持吃早餐的人患糖尿病的危险高 4 倍以上；每周 1 次运动都不参加的人患肝病的危险要比经常参加运动的人高 3 倍左右；每天吸烟多的患者，呼吸道疾病与消化性溃疡的概率会增加，患心血管疾病的概率也会增加；每天喝酒多的人，会损害肝脏，造成肝脏疾病；每天摄取食盐过多的人，患高血压的概率也会增大。而正确的生活方式可以使高血压发病率降低 55%，脑卒中、冠心病的发病率降低 75%，糖尿病的发病率降低 50%，肿瘤的发病率降低 1/3，从而使人的平均预期寿命延长 10 年以上。因此，正确的生活方式是我们预防疾病的重要措施。其次，正确的生活方式可以改善身体免疫功能。不良的生活方式会降低人的免疫力，如过度劳作、睡眠不规律、生活无节制的人与生活方式良好的人相比，体内 NK 细胞（自然杀伤细胞）可下降 20% 左右，使人体免疫系统功能减弱，容易得病。适当的锻炼可以改善身体免疫功能，使我们能够抵抗疾病的攻击。再次，正确的生活方式可以让我们的精力更加充沛，情绪稳定，享受生活的乐趣。适当的运动可以释放身体中的压力和紧张情绪，良好的睡眠可以让我们的精神更加饱满，头脑清醒。总之，正确的生活方式对人们的身心健康非常重要，我们应当改变不良的生活方式，养成科学、健康的生活方式，促进个人、家庭和全民的健康事业不断发展。

我国从 2007 年 9 月 1 日开始发起了以"和谐我生活，健康中国人"为主题，以"我行动，我健康，我快乐"为口号的全民健康生活方式行动，并确定每年的 9 月 1 日为"全民健康生活方式行动日"。党的十九大提出健康中国战略，国家层面出台《健康中国行动（2019—2030 年）》，有力推进了全民健康生活方式在全国的认知与践行。依据国家卫生健康委员会在 2022 年对 870 多万名群众的问卷调查，对于"个人是自己健康第一责任人"的认同率高达 93%，认为"应该定期体检"的占 92%，认为"吸烟者应尊重他人健康权益"的占 90%。调查结果显示，群众对于健康生活方式的践行情况总体上是比较好的，特别在新型冠状病毒感染疫情流行的情况下，勤洗手、多通风、戴口罩、咳嗽或打喷嚏时注意遮掩口鼻等卫生习惯，以及防控过程中的行为践行率达到了 95%。

总之，科学、健康的生活方式是预防疾病、战胜疫情的重要措施，是实施全民健康的基本保障。临床医学目前很难从根本上改善一个人的健康状况，真正的健康长寿之道是保持良好的生活方式和行为，这是每个人都能够做到的。

二 健康生活方式的自我测定

良好的生活方式是获得健康的关键，你的生活方式是否符合健康要求呢？不妨用下面一组问题对自己进行一次测试。每组有三种情况，从中选择一个，然后计算总分，就可以判断出你是否拥有健康的生活方式。

1. 如果早晨必须早起，你选择：

（1）调好闹钟。

（2）要求别人叫醒。

（3）顺其自然。

2. 早晨醒来后，你是：

（1）立即从床上跳起来开始工作。

（2）不慌不忙起床，做轻量体操，然后开始工作。

（3）发现时间还早，继续赖在被窝里磨时间。

3. 一般情况下，你选择的早餐是：

（1）稀饭或菜，干粮。

（2）牛奶、鸡蛋、面包加蔬菜。

（3）不吃不喝饿一顿。

4. 你每天上班的习惯是：

（1）准时来到工作地点。

（2）可稍早稍晚，前后相差在半小时左右。

（3）灵活掌握。

5. 你对待自己午餐的习惯是：

（1）急匆匆，吃几口快餐。

（2）慢吞吞，有时还少量喝点儿酒。

（3）坐下来吃饭，从从容容，细嚼慢咽，饭后小憩片刻。

6. 不论多忙，你和同事相处总是尽可能有说有笑，这种情况：

（1）每天都有。

（2）有时存在。

（3）很少出现。

7. 如果在工作中发生争执，你采取的态度是：

（1）争论不休。

（2）反应冷漠。

（3）明确表态。

8. 每天下班后，你回家的时间为：

（1）不超过 20 分钟。

（2）在 1 小时以内。

（3）在外面消磨 1 小时以上。

9. 业余时间你选择：

（1）和朋友聊天或参加社交活动。

（2）去健身房运动或看电影。

（3）从事家务劳动。

10. 对待探亲访友和接待来客所持的态度：

（1）乐意，认为可以增长见识阅历，增进友情。

（2）勉强，觉得既浪费时间又赔钱。

（3）讨厌。

11. 你每天晚上睡觉的习惯是：

（1）每天差不多在同一时间。

（2）随心所欲。

（3）不管多晚，必须等一切事情做完后。

12. 你对年休假的使用方式：

（1）集中一次用完。

（2）一半安排在夏季，一半安排在冬季。

（3）不轻易动用，遇到有急事时就使用几天。

13. 运动在你生活中所占的地位：

（1）只是喜欢看别人运动，如观看球赛等。

（2）常在空气新鲜的地方做做操、打打拳。

（3）不喜欢运动，自己也从不运动。

14. 最近两个星期内（即使只有一次），你曾经：

（1）到外面游玩过。

（2）参加过体力劳动或运动。

（3）步行4公里（千米）以上。

15. 如有暑假，你是这样度过的：

（1）消极休息。

（2）做点儿体力劳动。

（3）散散步，也参加体育活动。

16. 你自尊心的表现方式是：

（1）不惜任何代价要达到目的。

（2）深信努力将会结出果实。

（3）用各种方式向别人暗示，要他们对你正确评价。

测定：请对照下表，把上述 16 道题的得分相加。例如，第一道题的三种情况，如果你选择第二种情况，那么，得分数为 20。其余类推。根据总分数的多少，就可知道你的生活方式是否符合健康要求。

情况	得分															
	1	2	3	4	5	6	7	8	9	10	11	12	13	14	15	16
1	30	10	20	0	0	30	0	30	10	30	30	20	0	30	0	0
2	20	30	30	30	10	20	0	10	20	0	0	30	30	30	20	30
3	0	0	0	20	30	0	30	0	30	0	0	10	0	30	30	10

400～480 分：你几乎得了最高分。可以肯定，你是一个善于生活、工作和休息的人。

280～<400 分：虽然不太理想，但还算是较好的。只需要根据你的机体特点更加合理地安排工作和生活。

160～<280 分：这就要引起注意了。如果长此下去，你健康地工作和生活的可能性极低。请记住，现在开始注意还不晚！

160 分以下：你的状况不佳。如果你已经感到身体不舒服，特别是心血管不太正常的话，也许就是有害于健康的生活方式造成的。必须彻底改变一下现在的生活习惯，恶习不改，健康难求。

三　让更多的人成为活力长者

我国已进入长寿时代，人均预期寿命在 2021 年已达到 78.2 岁，比 1949 年中华人民共和国成立时的 35 岁提高了 1 倍多，比世界人均预期寿命 72.6 岁平均水平也高出了 5 岁多。但不容回避的是，中国进入了长寿时代，还没有进入健康长寿时代。根据 2018 年数据，我国人均健康寿命只有 68.7 岁，老年人带病生存期高达 8 年多。健康长寿是人的生命质量和生命长度的统一，只有健康长寿才是人最应该追求的，具有真正意义的长寿。中国老年保健协会提出"活力长者"概念，成立了新时代活力长者工作委员会，主办"活力长者促进行动"，为我国中老年人实现健康长寿，成为"活力长寿老人"带了好头。健康长寿何以实现，怎样才能成为活力长寿老人？中国老年学和老年医学的 20 余名专家、学者，对我国健康长寿问题进行深入研究和多次讨论达成共识，形成"健康长寿实现的十大路径"，为我们提供了很好的指导意见，现摘要介绍如下。

（1）**生活规律**：规律的生活可以更好地维持生命，激发能动性，提升器官功能，使机体、精神及社会的适应都能够和谐地存在和发展。实现健康长寿，生活规律应该是一个重要的基础。

（2）**营养充分**：生命需要营养维系，营养不足，不能维系生命，更谈不上生命质量。有了充足的营养，才能维系生命、维系功能、维系正常的生活活动，才能有生活、有质量、长寿而且健康。

（3）**睡眠正常**：人生中有三分之一的时间是在睡眠中度过的，睡眠状况正常对于生存及实现健康长寿是必不可少的。睡眠质量是衡量个体及群体生活质量高低的重要指标，也是影响人体健康长寿的关键性因素之一。因此，将睡眠正常作为实现健康长寿的一个方面是非常必要的。

（4）**戒烟限酒**：是世界卫生组织《维多利亚宣言》提出的四大健康基石之一。戒烟可减少心、脑、肺、血管疾病的发生，限酒可降低对心脏、消化系统的损害。所以，戒烟限酒应该成为实现健康长寿的重要方面。

（5）**精神愉快**：精神心理状况是影响健康长

寿的关键性因素，精神健康或心理健康是指人在认识、情绪、意志、行为和个性心理等方面都处于良好的状态。一般公认的标准为：智力正常，意志健全，情绪平静，心情愉快，适应性良好，以及潜能充沛等。绝大多数研究成果把精神愉快、心态平和置于重要的位置，现存百岁老人的情况也证明了这一点。

（6）坚持运动：生命在于运动。对于一般人来说，最好的运动形式是有氧运动。有氧运动是指人体在氧气充分供应的情况下进行的体育锻炼。快步走路、慢跑、游泳、打乒乓球、打太极拳等都是有氧运动。每次锻炼连续时间不少于30分钟，每周至少运动5天（每天1次），运动时适宜心率一般不超过"170－年龄数"。这种锻炼，氧气能充分燃烧（即氧化）体内的糖分，还可消耗体内的脂肪，增强和改善心肺功能，预防骨质疏松，调节心理和精神状态，是适合中老年人的主要运动方式。

（7）**社会参与**：社会参与的核心是老年人与社会保持联系和老年人对社会适应性的完好状态。老年人应积极参与社会活动，只有参与社会活动才能重新认识自我，实现自我价值，保持生命的活力，提高生活满意度，达到身心健康。健康长寿需要社会参与，需要老有所为，需要对自身价值的认定。

（8）**家庭和谐**：子女孝顺、家庭和谐是高龄老人健康长寿的重要因素。研究和现实表明，家庭和谐不仅能够满足高龄老人的精神心理需要，满足老人享受天伦之乐的需要，而且能够使老人获得及时的、不分时段的照料和帮助。这些都是健康长寿的必要条件。

（9）**医疗保障**：医疗服务水平的提升是提高老年人健康长寿水平非常重要的条件。在对国内外人均预期寿命变化的影响因素的分析中，医疗技术、医疗服务水平的提升都是关键性因素。对于高龄老人来说，老年疾病的诊断、治疗和预防，老年健康水平的促进，公共卫生保健事业的发展，都是医疗环境改善和医疗卫生条件发展的结果。可以说，医疗保障是实现健康长寿的核心路径。

（10）**社会支持**：主要指社会养老保障和社会助老服务。养老金的增加、养老机构的建设、惠老政策的完善、居家养老服务的供给、社区助老服务体系的强化、医养结合的融合、尊老敬老爱老舆论环境的形成，所有这些都体现了对老年人的养老社会支持。这些支持满足了老年人晚年的生活需求，从而促进老年人健康长寿的实现。

以上"十大路径"是对我国实现健康长寿路径的经验总结，是多学科融合研究的重要成果，为"活力长者促进行动"提供了切合实际、切实可行的指导意见，对实现更多的人成为活力长寿老人具有重要现实意义，我们应当认真学习和实践，为健康中国建设作出积极贡献！